Claudia Schauflinger
Bäuchlein-Öl und Zwiebelsocken
Kindgerechte Hausmittel Schritt für Schritt

maudrich
Naturapotheke

Claudia Schauflinger

BÄUCHLEIN-ÖL UND ZWIEBELSOCKEN

Kindgerechte Hausmittel Schritt für Schritt

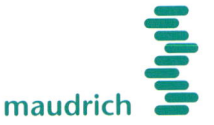

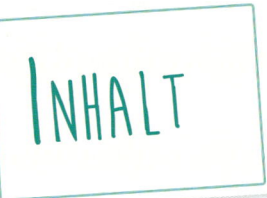
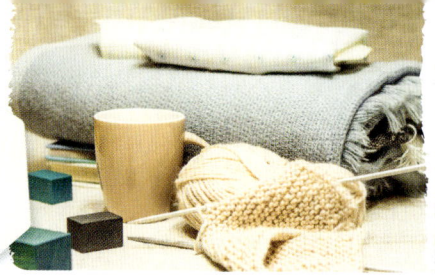
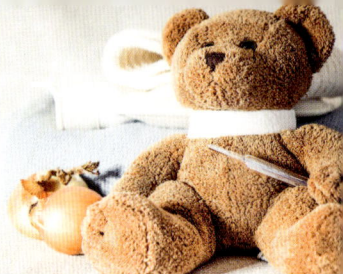

INHALT

1. **Einleitung** **7**
   Wie du dieses Buch verwendest 13
   Die Grundlagen: Hausmittel und ihre Anwendung 16

2. **Für alle Fälle: Die drei Allround-Talente** **23**
   Ansteigendes Fußbad – einmal richtig gut aufwärmen, bitte! ... 23
   Zwiebelsocken – vertreiben alle Sorgen 28
   Lavendelöl – hilft beim Durchatmen und Entspannen 32

3. **Schnupfen, Husten & Co: Erkältungskrankheiten** **37**
   Erste Hilfe: Allgemeine Begleitung bei Erkältungen 39
   Schnupfen 42
   Husten 52
   Halsschmerzen 69
   Ohrenschmerzen 86
   Entzündungen der Harnwege 92

4. **Fieber** **97**
   Was ist Fieber und wie entsteht es? 97
   Wie begleite ich mein Kind bei Fieber am besten? 106
   Fieber messen, aber wie? 107
   Wann soll ich Fieber senken? 109
   Naturheilkundliche Möglichkeiten, um Fieber zu senken 112

5. **Wenn das Bäuchlein zwickt** **119**
   Blähungen bei Babys 120
   Verstopfung 125
   Magen-Darm-Virus 127

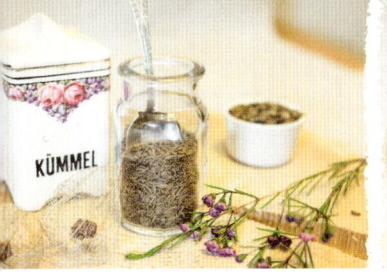 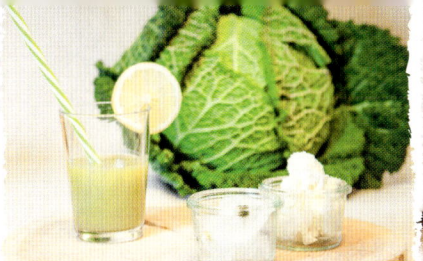 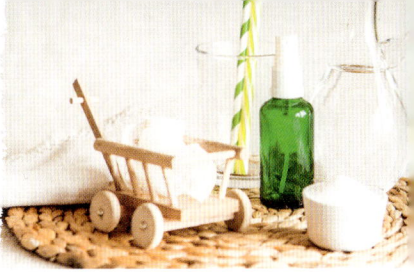

6. **Unsere Schutzhülle: Die Haut** **137**
    Empfindliche, juckende und trockene Haut 138
    Wunder, geröteter Babypopo 140
    Auszugsöle zur Hautpflege 148

7. **Rasche Hilfe bei kleinen Unfällen und Wehwehchen** **153**
    Abschürfungen und Kratzer 154
    Verbrennungen und Sonnenbrand 160
    Insektenstiche 164
    Kontakt mit Brennnesseln oder Ameisen 170
    Fiese Blutsauger vermeiden! 171

8. **Schnelle Helfer für mutige Entdecker:**
   Sportverletzungen, blaue Flecken & Co. **177**
    Bewährte Hausmittel bei Sportverletzungen 179
    Verletzungen durch Splitter und Dornen 183
    Blasen 186

9. **Sanfte Helfer bei Einschlafschwierigkeiten und Unruhe** **189**
    Unruhige Zeiten für Säuglinge und Kleinkinder 191
    Unterstützung in der Zahnungsphase 201

10. **Kopfschmerzen** **205**

11. **Reiseapotheke** **211**

12. **Mazerate herstellen – Grundrezept für kalte Auszugsöle** **215**

    Literatur 220

    Rezeptverzeichnis 221

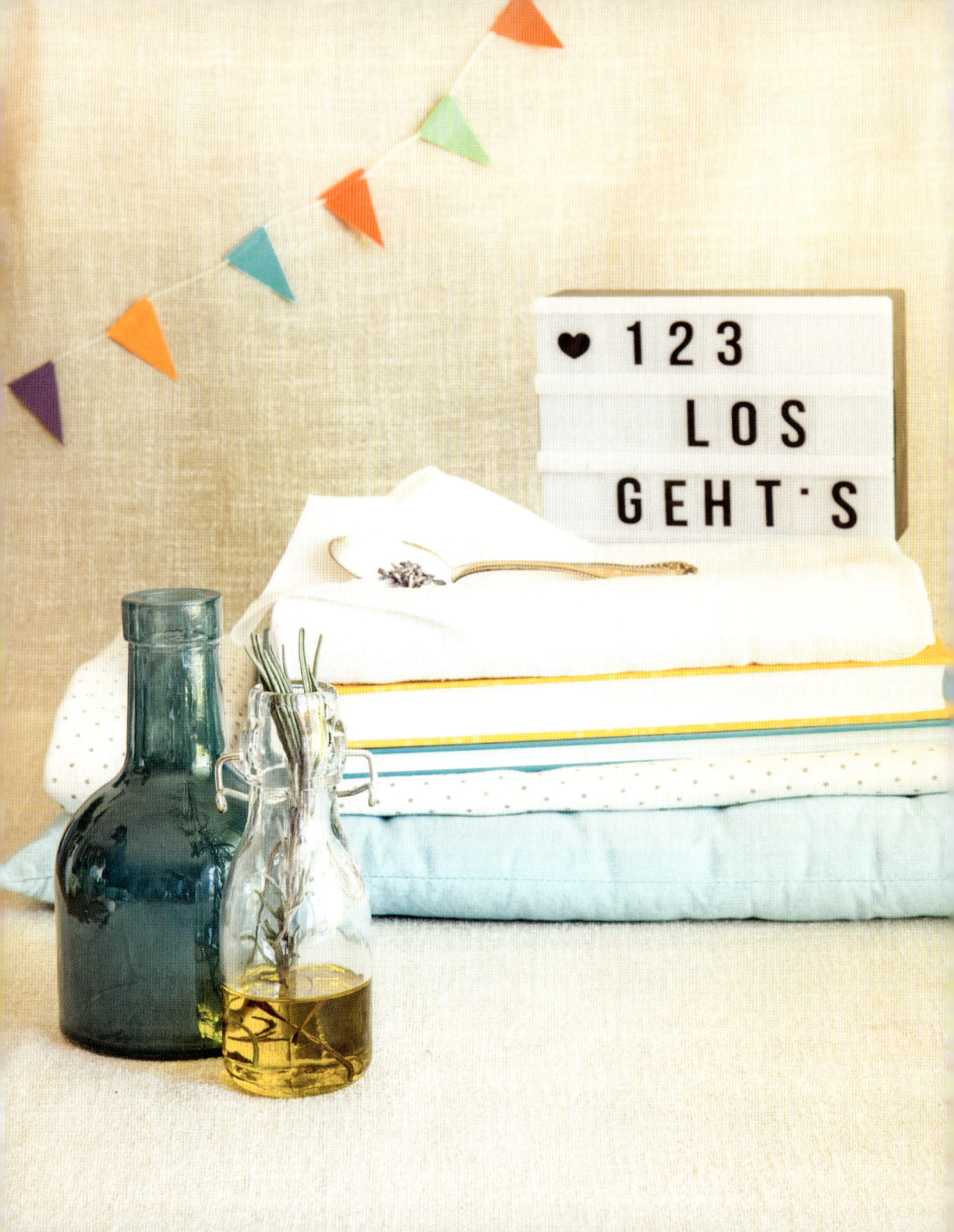

1. Einleitung

Seit meiner Kindheit sind Hausmittel verlässliche Begleiter in meinem Leben. Doch erst als Mama wurde mir klar, warum Hausmittel so wunderbare Zauberkräfte besitzen:

Es dreht sich alles um die Liebe.

Um jene Liebe und Zuwendung, die wir unseren Kindern aktiv zeigen, wenn sie am dringendsten gebraucht wird. Denn Krankheiten und Verletzungen schwächen uns, machen uns ein bisschen hilflos. Dann tut es besonders gut, wenn man spürt, dass ein geliebter Mensch für uns da ist.

Bei der Anwendung von Hausmitteln nehmen wir uns Zeit, widmen unsere Aufmerksamkeit ausschließlich den kleinen Patienten, wir hören und sehen, was unser Kind bewegt, und sind bedingungslos da.

In den überlieferten Hausmittelrezepten stecken viel Erfahrung und Wissen, die in Europa seit der Antike weiterentwickelt und weitergegeben wurden. Heute können viele Wirkmechanismen auch wissenschaftlich nachgewiesen werden. Die Hausmittelrezepte alleine sind es jedoch nicht, die Symptome lindern und Kinder gesund machen – erst gepaart mit dem Engagement und der Zuneigung von liebenden Menschen in ihrer nahen Umgebung sind sie eine wertvolle Unterstützung im Familienalltag.

Doch nicht nur akut, auch langfristig bewegst du auf diese Weise viel im Leben deines Kindes, denn mit der Anwendung von Hausmitteln legst du einen wichtigen Grundstein für die Gesundheit deiner Familie. Wenn man Hausmittel in der Kindheit kennen und lieben lernt und auf sie vertraut, wird man sich auch später sanften Heilmitteln zuwenden und achtsam mit der eigenen Gesundheit bzw. dem eigenen Körper umgehen. Dieser Zugang wird in der Kindheit grundlegend geprägt.

Wenn die Achtsamkeit etwas Schönes berührt, offenbart sie dessen Schönheit. Wenn sie etwas Schmerzvolles berührt, wandelt sie es um und heilt es.

THICH NHAT HANH

Wertvolle Hilfe für die ganze Familie: Nicht nur Kinder mögen Hausmittel!

Durch die Verwendung von Hausmitteln können wir uns bei vielen Wehwehchen im Familienalltag selber helfen. Dadurch gewinnen wir mehr Unabhängigkeit. Mit jeder Anwendung, die wir ausprobieren und die Erleichterung bringt, erweitern wir unseren Handlungsspielraum, gewinnen Vertrauen in uns und unsere Fähigkeit als Eltern und fühlen uns wieder mehr als Experten für unser Kind.

Als Mama weiß ich, dass wir uns in einer Ausnahmesituation befinden, wenn die Kleinen krank sind. Wir schlafen wenig, haben Wäscheberge zu bewältigen und der kleine, leidende Patient hält die Familie auf Trab. Daher ist es mir sehr wichtig, dass alle vorgestellten Anwendungen kindgerecht sowie rasch und unkompliziert umsetzbar sind. Aufwändige Zutatenlisten findest du hier nicht, denn ich bin überzeugt: Hausmittel stoßen nur dann auf Gegenliebe, wenn die ersten Gehversuche uns nicht überfordern. Die meisten Rezepte in diesem Buch beschränken sich daher auf **wenige Zutaten, die du vielleicht sogar schon im Küchenschrank hast.**

Auch der richtige **Zeitpunkt will sorgfältig gewählt sein:** Wenn du ein quengeliges, müdes Kind mit einem Wickel beglücken willst oder du unter Zeitdruck stehst und ein Termin naht, dann ist das keine gute Zeit, um eine neue Anwendung auszuprobieren. Ausgeschlafen und ohne Zeitdruck gelingt alles gleich viel besser!

Zu den verbreiteten Infekten, also Erkältungen, Bauchweh & Co, gibt es unzählige Rezepte in der Naturheilkunde. Ich habe mich bemüht, jene Anwendungen auszuwählen, die von Kindern akzeptiert oder sogar geschätzt werden. Ich verzichte beispielsweise gänzlich auf Anwendungen mit Meerrettich oder Ingwer sowie auf großflächige Zwiebelwickel. Sie können Erwachsene gut unterstützen, die Akzeptanz bei Kindern ist jedoch verständlicherweise sehr gering.

Hilfe und Unterstützung suchen und annehmen

Wenn du deine Kinder naturheilkundlich begleiten möchtest, ist es schön, wenn du Menschen um dich hast, die die Welt aus einer ähnlichen Perspektive sehen, die sich auch lieber auf das Gesunde, Positive im Leben konzentrieren und Ruhe ausstrahlen. Während du dein Kind zu Hause pflegst, ist es einfach wunderbar, wenn du Freunde an deiner Seite hast, die euch etwas zu essen vorbeibringen oder vielleicht das Geschwisterkind zum Spielplatz mitnehmen. Ich möchte dich dazu ermutigen, dir aktiv Unterstützer und Gleichgesinnte zu suchen. Gemeinsam ist vieles einfacher. Viele Mamas sind auf sich alleine gestellt und haben keine Familie in ihrer Nähe. Wenn befreundete Eltern sich gegenseitig unterstützen, wird jedem eine Last abgenommen. Wechselseitige Hilfe ist unbezahlbar!

Erfahrungsmedizin: Vertrauen in Traditionen

Viele Generationen lang war es selbstverständlich, dass die Gesundheit der Familie fest in Frauenhänden lag. Auch weil Gesundheitspflege eng mit der Küche, den verwendeten Lebensmitteln und verfügbaren Kräutern verbunden und dies die Domäne der Frauen war. Der Spruch „Der erste Arzt ist der

Koch" verdeutlicht uns die Wichtigkeit der verwendeten Lebensmittel im Familienalltag. **Traditionell fand man in der Küche alles, um die gängigsten Hausmittel herzustellen.** Aus Gründen der Fairness wird daher bei Personenbezeichnungen im Buch die weibliche Form gewählt, es ist jedoch immer die männliche Form mitgemeint.

Das Bauchgefühl rät jungen Müttern häufig, diese Gesundheitskompetenz wieder in die Familie zurückzuholen. Ich freue mich, dich darin bestärken zu können. Die meisten Erkrankungen in der Kindheit brauchen glücklicherweise keine großen Eingriffe. Du spürst intuitiv, ob die häusliche Pflege ausreicht.

Dabei möchte ich festhalten, dass die modernen Errungenschaften der Hygiene, der Diagnostik und **Medizin sehr wertvoll** sind. Sie abzulehnen, wäre unklug – ein gedankenloser Umgang mit Medizin ist aber ebenfalls bedenklich. Wenn dein Kind in Behandlung ist, besprich mit deiner Ärztin, welche Hausmittel eine wertvolle Ergänzung darstellen können. Viele Ärztinnen schätzen es, wenn ergänzend mit Hausmitteln geholfen wird.

Die Rezepte und Ideen in diesem Buch entstammen einem **Erfahrungsschatz**, der in einer langen Tradition von vielen Elterngenerationen weitergegeben wurde. Ich habe diese Weisheiten aufgegriffen, eigene Erfahrungen gemacht, dazugelernt, mich mit anderen Frauen ausgetauscht und mich bei Fachkundigen weitergebildet.

Die Verwendung von Hausmitteln ist für mich viel weniger Kopf- als Herzenssache, daher habe ich mich selten von der Frage nach der genauen Wirkweise einer Anwendung aufhalten lassen. Ich habe großes Vertrauen in Erfahrungsmedizin und Naturheilkunde – sie wurden von vielen Elterngenerationen quasi empirisch erforscht und weitergegeben.

Meine Wurzeln erlauben mir, Vertrauen in unsere Vorfahren zu haben. Warum hätte man über Generationen Rezepte weitergeben sollen, wenn sie keinen Nutzen, keinen Erfolg gezeigt hätten? Auch du kannst eigene Erfahrungen machen und Rezepte weiterentwickeln. Dein Kind reagiert vielleicht anders als erwartet auf eine Anwendung oder es reagiert auf ein Hausmittel besser als auf ein anderes.

Als Familie könnt ihr eure eigenen Lieblingsanwendungen gemeinsam erkunden und so im Laufe der Kindheit **eigene Traditionen entwickeln**.

Fehler sind Helfer

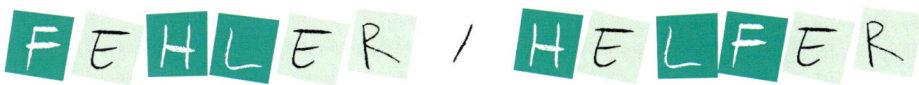

Bestimmt haben auch vor uns Mamas immer wieder Fehler gemacht und sind daraus klüger geworden. Das dürfen wir uns auch zugestehen. Wir sind es nun, die selber Erfahrung sammeln. Wir denken die Erkenntnisse vorheriger Elterngenerationen weiter – immer im Bewusstsein dessen, dass nicht alles für jeden passt und dass man sehr individuell überlegen muss, was in der jeweiligen Situation guttut und vom kleinen Patienten erwünscht ist.

Dieses Buch ist eine Einladung. Es enthält Grundlagen, die dir helfen sollen, für dich und deine Familie neue Hausmittel zu entdecken und eure Lieblingsanwendungen zu finden.

Häusliche Pflege

Was unsere Vorfahren ebenso wussten, ist, dass ein krankes Kind nach Hause gehört. Es wurde von den täglichen Pflichten entbunden. Zu Hause gab es immer Omas, Tanten oder ältere Geschwister, die die Pflege übernehmen konnten, wenn die Mutter bei der Arbeit unabkömmlich war. Große Veränderungen in der Arbeitswelt und der Gesellschaft haben dafür gesorgt, dass die Sicherstellung der häuslichen Pflege heute eine große Herausforderung für Mamas und Papas unserer Generation geworden ist.

Um Kinder beim Großwerden zu begleiten, bräuchte es ein Dorf.

Die für die Pflege und das Gesundwerden nötige Zeit ist in Arbeitsverträgen nicht vorgesehen. Und weder Kinderkrippen oder Kitas noch Kindergärten sind dafür ausgestattet, kranke Kinder zu umsorgen. Doch die erste Hilfe bei allen Krankheiten im Lauf der Kindheit sind Ruhe und herzliche Betreuung durch eine vertraute Person – eine große Herausforderung, für die heute jede Familie eigene Antworten finden muss, da die Gesellschaft bislang keine passenden Antworten gefunden hat. Das Warten auf einen gesellschaftlichen und politischen Wandel, der die dringenden Bedürfnisse der Eltern und Kinder erfüllt, wird wohl noch lange dauern. Daher liegt es an uns, individuelle Lösungen zu finden. Vor allem wenn keine Familienmitglieder aushelfen können, sehe ich eine der nachhaltigsten Lösungen in der aktiven Bildung von (Eltern-)Netzwerken mit Freundinnen und Familien in der Nachbarschaft, die sich in fordernden Zeiten gegenseitig unterstützen. Sie können das Dorf werden, das es sprichwörtlich braucht, um Kinder großzuziehen. Die Energie, die du in den Aufbau deines „Mama-Clans" investierst, macht sich bezahlt, wenn du dadurch neue Unterstützerinnen findest, die euch in schwierigen Phasen zur Seite stehen.

Da es nicht immer gelingt, die Betreuung eines kranken Kindes zu organisieren, gibt es immer mehr private Firmen und kirchliche Institutionen, die einspringen, um diesen Betreuungsnotstand abzufangen. In vielen großen Städten etablieren sich Services, die ausgebildete Pflegerinnen oder Kinderbetreuerinnen kurzfristig an Familien vermitteln, die den akuten Bedarf an häuslicher Pflege nicht stillen können.

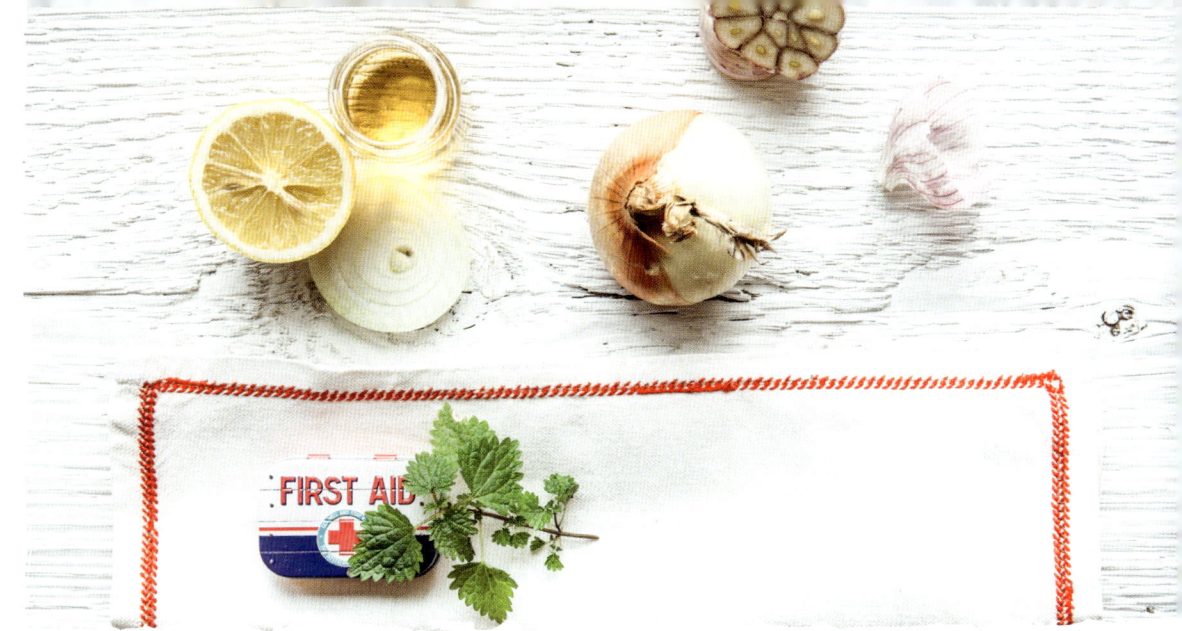

Wie du dieses Buch verwendest

Wenn unsere Kinder krank sind, schlafen wir meist viel zu wenig, wir machen uns Sorgen und unsere Gedanken drehen sich im Kreis. Mir fällt es dann besonders schwer, Entscheidungen zu treffen, und das richtige Hausmittel will mir manchmal einfach nicht einfallen. Die emotionale Beteiligung, die Sorge und das Mitgefühl verhindern klare Gedanken. In solchen Situationen habe ich oft meine Mama, meine Schwestern oder eine gute Freundin um Rat gefragt. Viele Male habe ich mir in dieser Situation ein Buch gewünscht, in dem ich rasch nachschlagen kann, um simple, schnell verfügbare Rezepte zu finden. Jetzt habe ich dieses Buch für uns Mamas geschrieben!

Jedes Kapitel beschäftigt sich mit einer bestimmten Körperregion bzw. Symptomfamilie: So findest du rasch Ideen, die euch in der aktuellen Situation helfen. Ein kurzer Begleittext mit Gedanken und Hintergründen kann helfen, die körperlichen Vorgänge zu verstehen, und du findest übersichtlich und Schritt für Schritt angeleitet passende Rezepte für dein Kind.

Ein schneller Blick genügt

Für wissbegierige Kinder

Wiederholt findest du Info-Boxen mit Ideen und Anregungen, wie du deinem Kind die Erkrankung, die es im Moment beschäftigt, näherbringen kannst. Jedes Kind ist anders. Manche sind sehr wissbegierig, andere mögen fantasievolle Geschichten. Du kennst dein Kind am besten. Such dir aus den Anregungen aus, was in eurer Phase am besten passt!

Kinder-mögen-Hausmittel-Tipp

Bei diesem Symbol findest du Tipps, Tricks und Ideen, die sich vielfach bewährt haben, um praktische Anwendungen zu erleichtern und die Akzeptanz der kleinen Patienten zu erhöhen.

Im Rahmen meiner „Kinder-mögen-Hausmittel-Workshops" und natürlich gemeinsam mit meinen Jungs sammle ich beinahe täglich neue Erfahrungen rund um Kinderhausmittel. Aus Erfahrung weiß ich, dass viele Elternfragen sich wiederholen. Jeder steht angesichts seines kranken Kindes irgendwann vor den gleichen Problemen und stellt sich ähnliche Fragen. Daher habe ich ausgewählte Antworten, Tipps und praktische Mama-Ideen in diesem Buch mit dem „Kinder-mögen-Hausmittel-Tipp" für dich gekennzeichnet. Dort findest du Anregungen und Erfahrungswerte, um dir und deinem Kind Stress bei Hausmittel-Anwendungen zu ersparen.

Selbstfürsorge: Man kann nur aus einem vollen Brunnen schöpfen!

Die Pflege und Begleitung unserer Kinder kann sehr fordernd sein. Viele Eltern vergessen während der Pflege ihrer Kleinen auf ihre eigenen Grundbedürfnisse. In den „Selbstfürsorge-Kästen" findest du Anregungen und Ideen, die dir dabei helfen können, bei Kräften zu bleiben. Die Pflege kleiner Kinder ist sowohl zeit- als auch energieintensiv und kostet uns oft sehr viel Kraft. Der Schlafentzug trägt auch dazu bei, dass nicht selten, nachdem alle Kinder bzw. Familienmitglieder wieder fit sind, die Mama sich einer Krankheit widmen muss. Versuch daher – auch wenn es dir nicht leicht fällt – immer wieder kurze Pausen einzulegen. Schon fünf ruhige Minuten, in denen du einfach nur durchatmest, schenken dir neue Kräfte. Denn wir können nur aus einem gefüllten Brunnen schöpfen!

Gut zu wissen

Hier findest du Hintergrundinfos zur Wirkung von Anwendungen oder auch dazu, wie es überhaupt zu Beschwerden oder einer Verletzung kommt.

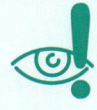

Vorsicht!

Dieses Symbol findest du überall dort, wo bei der Zubereitung oder Anwendung etwas Besonderes zu beachten ist.

DIE GRUNDLAGEN: HAUSMITTEL UND IHRE ANWENDUNG

- Um sicherzugehen, dass Hausmittel nur die gewünschten Effekte der Linderung und Unterstützung haben, ist es vor allem bei den ersten Anwendungen wichtig, aufmerksam zu sein und **auf die Kinder einzugehen.** Mit der Erfahrung kommen auch die nötige Kompetenz und Sicherheit. Du lernst dein Kind und seine Bedürfnisse immer besser kennen. Nimm dir dafür Zeit und erlaube dir auch, Fehler zu machen. Ein falsch angelegter Wickel ist kein Beinbruch!

- Genügend **Zeit,** Ruhe und gute Vorbereitung helfen, Stress zu vermeiden und schaffen einen positiven Zugang. Mit der Zeit wisst ihr immer besser, wann ein guter Zeitpunkt für eine Anwendung ist. Wenn ihr abends schon sehr müde seid, dein Kind quengelt und unleidlich ist, wenn du noch Termine hast und die Nerven blankliegen … ist es klüger, den Wickel oder das Bad auf den nächsten Tag zu verschieben.

- Die Anwendung von Hausmitteln muss **angenehm** sein. Wenn ein Kind sich vehement gegen Anwendungen sträubt, hör bitte darauf! Hinweise wie „zu kalt", „zu heiß", „zu eng" … unbedingt ernst nehmen! Ihr könnt auch aus einer Auswahl möglicher Anwendungen die momentan beste gemeinsam aussuchen. Nur Vorsicht: Mit zu vielen Auswahlmöglichkeiten überforderst du dein Kind vielleicht. Also: Du entscheidest, welche Anwendungen in diesem Moment richtig sind. Aus zwei möglichen Kandidaten darf dein Kind diejenige wählen, die ihm am liebsten ist.

- Je jünger, zarter, sensibler ein Kind, desto vorsichtiger sei bei der **Temperaturwahl** und den Anwendungen.

- Ist dem kleinen Patienten kalt, so führe bitte keine Anwendungen durch. Immer erst für **Erwärmung** sorgen!

- **Altersempfehlungen:** Bis zum **Alter** von 6 Monaten sollte man keine Wickel anwenden und generell besonders vorsichtig bei der Selbstbehandlung sein – also im Zweifelsfall eine Ärztin kontaktieren. Danach, bis dein Kind etwa 18 Monate alt ist, solltest du besondere Vorsicht walten lassen und bei Babys großflächige Wickel vermeiden. Während der ersten Monate der Stillzeit sind die meisten Babys glücklicherweise von Krankheiten verschont. Erst mit der Zahnung beginnen die ersten „Härten" des Lebens. Ab dem Alter von 6 bis 8 Monaten haben viele Kinder zum ersten Mal erhöhte Temperatur, Durchfall oder andere kleinere Erkrankungen. Rund um den ersten Geburtstag erleben viele das Dreitagefieber, eine erste Prüfung für das Immunsystem, über das du in ▶ Kapitel 4 („Fieber") mehr erfährst.

- Dennoch muss auch gesagt werden, dass man sich nicht immer an **Altersangaben** halten kann oder muss. Schließlich ist jedes Kind anders. Hast du ein kräftiges Kind, das gut isst, über ein paar Fettpölsterchen verfügt, dessen **Naturell** eher robust ist und dem immer warm ist? Oder eine durchsichtige, zarte Fee, die sehr sensibel ist und stets kalte Hände hat? Hör bei jeder Anwendung auf dein Bauchgefühl. Nicht alles passt für jeden!

- Du kannst die Anwendung aussuchen, die für dein Kind passend erscheint.

- Kinder sind nicht nur einfach kleine Erwachsene. Sei bei der **Dosierung** und Anwendung von ätherischen Ölen, Wickeln und Bädern besonders achtsam und beobachte Veränderungen sorgfältig. Bei Tee-Zubereitungen bewährt sich etwa ein Viertel der Menge, die für Erwachsene angegeben ist. Ätherische Öle sollten besonders sparsam verwendet werden. Als besonders vielseitig und gut verträglich hat sich Lavendel (lavendula angustifolia) erwiesen. Beachte aber: Auch dieses Öl muss sehr sparsam dosiert werden. Für Erwachsene ist 1 Tropfen fast nicht wahrnehmbar. Für Kinder ist das bereits genug.

- Hausmittel ersetzen keinen **Arztbesuch** und keine Medikamente. Halte Rücksprache mit deiner Ärztin, wenn keine Besserung eintritt oder du Zweifel hast, ob es sich um einen banalen Infekt oder doch um eine ernstere Erkrankung handelt. Ergänzende Anwendungen kannst du mit deiner Homöopathin oder Ärztin besprechen.

- Deine **Intuition,** dein Herz und Verstand helfen dir dabei, Veränderungen zu beobachten. Du darfst auf dein **Bauchgefühl** hören. Niemand ist deinem Kind so nahe wie du. Das heißt auch, dass du sorgfältig auf dich achten solltest. Neigst du zu übertriebener Sorge? Hattest du als Kind selber schlechte Erfahrungen mit einer Krankheit und bist deshalb besonders besorgt? Verunsichert dich eine Aussage deiner Eltern oder deiner Freundin? Deine Erfahrungen tragen dazu bei, wie du dich im Krankheitsfall verhältst. Eine Bewertung deiner Reaktion ist nicht nötig – es kann uns als Eltern helfen, wenn wir reflektieren, woher unsere Ängste kommen.

- **Auswahl von „kindertauglichen" Hausmitteln:** Es gibt unzählige Hausmittel für jede Krankheit, doch nicht alle werden von Kindern geschätzt. In diesem Buch findest du eine Sammlung unterstützender Maßnahmen, die sich in jahrelanger Erfahrung als besonders „kindertauglich" erwiesen haben. Trotzdem könnten einige für euch unpassend sein. Probiert dann lieber erstmal jene aus, die auf den ersten Blick **sympathisch** scheinen.

- **So macht auch dein Kind gerne mit:** Freude am Tun, positive Stimmung und liebevolle Ruhe sind äußerst hilfreich, wenn man ein kleines Kind von der tollen Wirkung der Hausmittel überzeugen möchte.

- Du darfst deinem Kind die Anwendungen natürlich auch schmackhaft machen, indem du es bei den Vorbereitungen mithelfen lässt oder der Teddybär auch einen Wickel bekommt. Vielleicht muss auch der Papa „mitbehandelt" werden … Deiner Phantasie sind hier keine Grenzen gesetzt. Du kennst dein Kind am besten – gemeinsam findet ihr einen Weg, mit dem alle zufrieden sein können.

- Haben Kinder die herrlich lindernde Wirkung einer Anwendung schätzen gelernt, fordern sie sie später sogar selber wieder ein. Klingt unglaublich, gibt es aber wirklich!

- **Ehrlich währt am längsten:** Führe offene Gespräche mit deinen Kindern und nimm sie ernst, denn Kinder wissen gerne mehr darüber, was in ihrem Körper vorgeht. Durch altersgerechte Erklärungen kannst du die wunderbar ausgeklügelt funktionierende Selbstheilung und andere Vorgänge im Körper verständlich machen. Das gibt Sicherheit und trägt zu einer optimistischen Grundstimmung am Krankenbett bei. Denn Sorgen und Ängste, egal ob von den Eltern oder den Kindern, beeinflussen die kleinen Patienten. Kinder sind sehr sensibel für die Gefühle und Worte ihrer Eltern. Eine Krankheit wird als besonders schrecklich empfunden, wenn die Erwachsenen in der Umgebung unsicher und ängstlich sind.

- Auch **Schuldgefühle,** etwa weil die Kinder hören, dass Mama durch ihre Krankheit Stress in der Arbeit hat oder Papa eine Geschäftsreise verschieben muss, beeinflussen die kleinen Patienten. So schwer die Vereinbarkeit all unserer Lebensbereiche manchmal auch ist: Dein Kind trägt keine Schuld. Bitte um Hilfe im Freundeskreis und vonseiten der Familie. Lass dich unterstützen. Ermögliche dir und deinem Kind ein bisschen stressfreie Zeit am Krankenbett. Du wirst sehen, dein Kind wird schneller gesund als befürchtet!

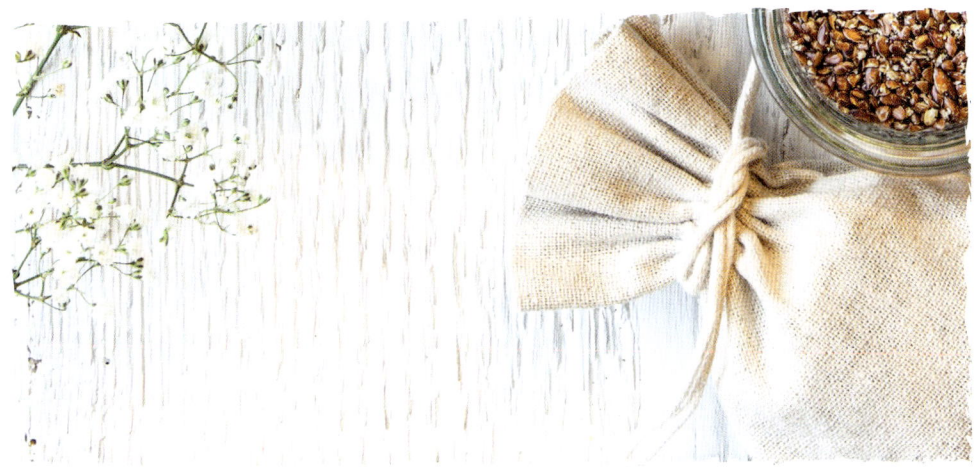

Hausmittel: Mittel aus Dingen, die man im Haus hat ...

Es gibt viele Wickelzusätze und Hausmittel, die fast immer in der einen oder anderen Art zu Hause zu finden sind:

- Baumwoll-/Stofftaschentücher
- Baumwoll-/Stoffwindeln
- Seidentücher, Wollschals
- Küchenpapier, Papiertaschentücher, Wattepads
- Socken, Wollstrümpfe
- Waschhandschuh oder Waschlappen, Handtuch
- Eimer, Badethermometer
- Mütze, Stirnband usw.
- Wickelzusätze aus der Küche: Zwiebeln, Salz, Quark, Kohl, Wasser
- zu guter Letzt und sehr wichtig: das Lieblingsbuch oder -spiel des Kindes, um die Anwendungsdauer schön zu gestalten und die Wirkung dadurch zu erhöhen

 Kinder-mögen-Hausmittel-Tipp

Wenn du nach einiger Zeit des Ausprobierens und Entdeckens von Hausmitteln für deine Familie passende Gegenstände gefunden hast, die du immer gerne für eure Wickel verwendest, dann bewährt es sich, sie an einem Ort gemeinsam aufzubewahren. Eine kleine Kiste im Badezimmerschrank, in dem etwa die passenden Tücher und Wollsocken, das Lavendelöl und das Seidentuch sowie die Heilwolle gemeinsam griffbereit aufbewahrt werden, sparen dir Zeit und Nerven beim Suchen nach den passenden Gegenständen.

Für die Wickelzusätze empfehle ich Lebensmittel aus heimischem **Bio-Anbau.** Je natürlicher eine Pflanze wachsen oder ein Lebensmittel entstehen durfte, desto mehr von ihren ursprünglichen Wirkstoffen enthält sie und desto besser ist sie auch als Hausmittel einzusetzen.

Obwohl wir bei vielen Anwendungen mit Zubehör aus unserem Haushalt auskommen, zahlen sich einige **Anschaffungen** im Lauf der Kindheit doch auch aus. Wenn dein Kind wiederholt Krankheiten hat, die gut auf die Behandlung mit Wickeln ansprechen, so könntest du beispielsweise den Kauf eines fertig genähten Wickels überlegen, nach Möglichkeit sogar selber Wickel nähen oder ein Hustenhemd stricken.

Wenn du die Wirksamkeit von **ätherischen Ölen** und natürlichen Salben schätzt, aber selber ungern damit experimentierst oder nicht genug Wissen über die Anwendung hast, dann empfehle ich dir die Produkte der Bahnhofsapotheke Kempten im Allgäu. Dort werden Produkte hergestellt und verkauft, die von der Hebamme und Aromakundigen Ingeborg Stadelmann entwickelt wurden. Der Vorteil: Sie sind auf die Bedürfnisse von Babys und Kleinkindern bestens abgestimmt und von hoher Qualität.

Ein weiteres Produkt, das sich in verschiedenen Lebenslagen bewährt, ist **Heilwolle.** Die Anschaffung eines Ballens dieser naturbelassenen Schafwolle kann sich jedenfalls auch bezahlt machen. Sie ist heute in gut sortierten Drogerien und Bioläden auch unter dem Namen Rohwolle erhältlich.

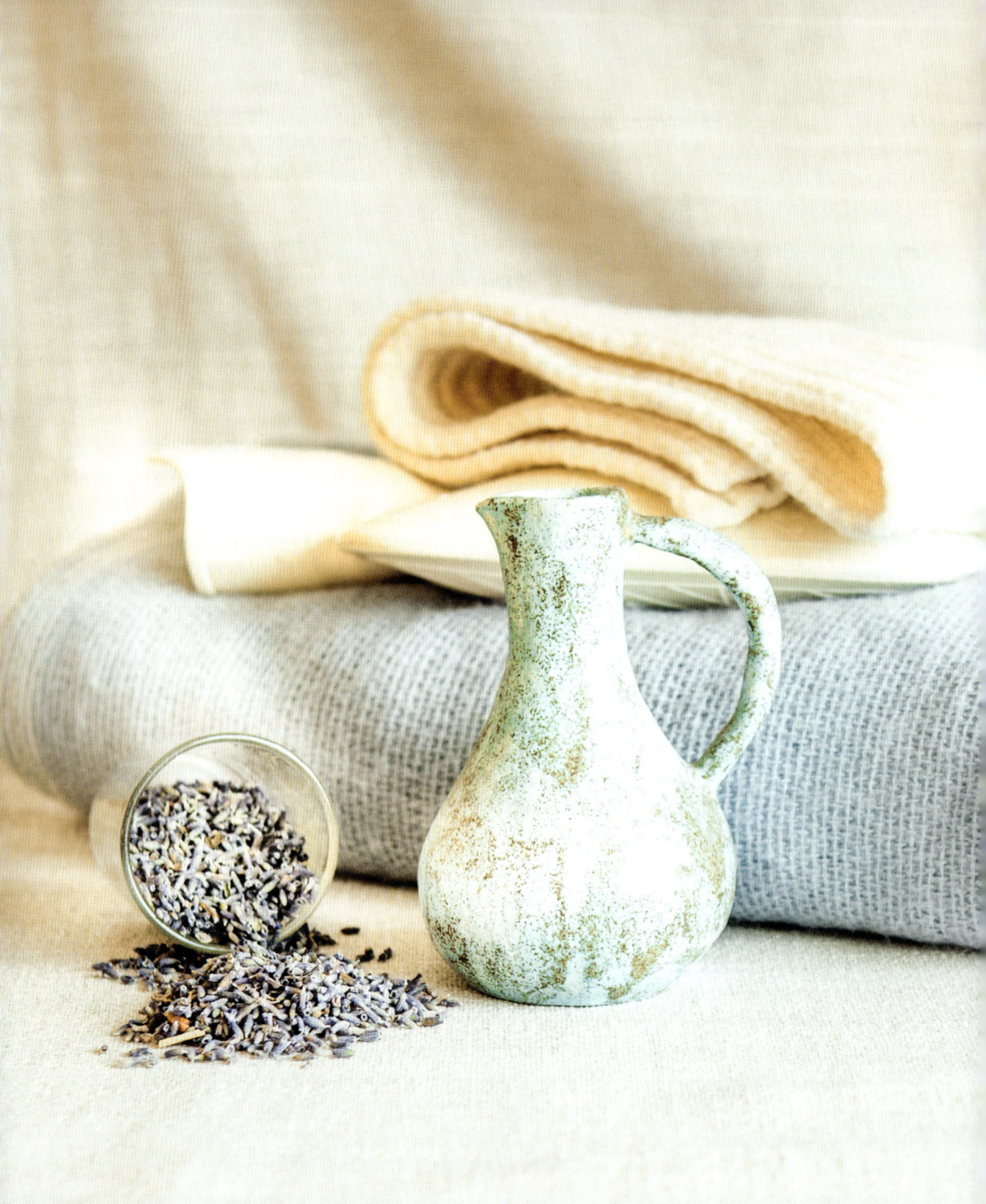

2. Für alle Fälle: die drei Allround-Talente

Hier findest du detaillierte Anleitungen zu drei Hausmittel-Klassikern. Diese drei Anwendungen sind wahre Alleskönner und aus unserem Familienalltag nicht wegzudenken! Sie haben ein breites Einsatzgebiet, sind einfach anzuwenden und den allermeisten Kindern angenehm. Egal, was im Anmarsch ist – damit unterstützt du Wohlbefinden und Immunsystem!

 Überall im Buch, wo du dieses Symbol entdeckst, kann der jeweilige Allrounder eingesetzt werden.

Ansteigendes Fußbad – einmal richtig gut aufwärmen, bitte!

Wenn Kinder durchfroren von draußen zurückkommen oder sich eine Erkältung ankündigt, ist ein ansteigendes Fußbad genau das Richtige. Denn kühlen unsere Füße aus, sinkt die Durchblutung der Schleimhäute im Rachen- und Nasenbereich. Dadurch sind die Schleimhäute weniger feucht, sie können ihre Abwehraufgabe nicht mehr ausreichend erledigen, und Erreger aus der Luft können leichter in den Körper eindringen. Wirkungsvoll ist ein ansteigendes Fußbad auch als Unterstützung etwa bei Bauchkrämpfen, als Vorbereitung für Zwiebelsocken, bei Husten, Schnupfen und Bronchitis oder einfach nur, um die Füße gut aufzuwärmen und sich eine schöne Auszeit zu gönnen!

So einfach geht's – Schritt für Schritt

1. Stell einen Eimer oder, wenn ihr das Fußbad gemeinsam genießen wollt, eine größere (Wäsche-)Wanne in eure Duschtasse oder Badewanne. Achte darauf, dass die Füße wirklich gut Platz finden. Setzt euch dann auf den Badewannenrand oder auf einen geeigneten Hocker neben die Badewanne.

2. Befüllt die Wanne ungefähr knöchelhoch mit lauwarmem Wasser (ca. 36 Grad), dann stellt eure Füße in die Wanne.

3. Nach und nach kannst du nun wärmeres/heißes Wasser zugießen, sodass die Temperatur und der Wasserpegel in der Wanne langsam ansteigen. Wenn du das Fußbad mit deinem Kind genießt, spürst du, ob das Wasser auch nicht zu heiß wird. Ansonsten verwende zur Sicherheit ein Badethermometer.

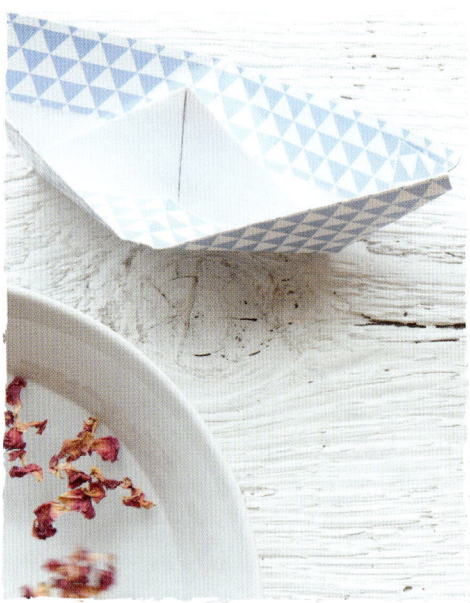

4. Badet für ungefähr 8–10 Minuten. In dieser Zeit lässt du Wasserpegel und Temperatur langsam ansteigen. Zum Schluss sollten die Waden bis unters Knie von Wasser bedeckt sein.

5. Auch wenn dein Kind gar nicht aus der Wanne raus will – nach 10 Minuten wird das Fußbad beendet.

Nach dem Bad

Anschließend werden die Füße abgetrocknet und warme Socken übergezogen, damit die Wärme gut erhalten bleibt.

Wenn ihr Lust habt, dann könnt ihr auch noch warm eingekuschelt auf dem Sofa nachruhen – oder gleich ab ins Bett!

Kinder-mögen-Hausmittel-Tipp

Meist finden Kinder das Fußbad toll. Sollte dein Kind ein bisschen skeptisch sein, versuch es mit einer der folgenden Ideen:

- *Gemeinsame Durchführung: Das Fußbad tut auch Mama und Papa gut – und macht doppelt Spaß!*
- *Sprudelndes Badekonfekt, Blüten im Badewasser: Mach das Fußbad mit einfachen Zusätzen zum Erlebnis für dein Kind. Schwimmende Rosenblätter oder Lavendelblüten im Wasser beschäftigen die kleinen Kleopatras eine Weile!*
- *Vorlesen, Geschichten erzählen, geschenkte Zeit und Aufmerksamkeit: Diese 10 Minuten gehören nur euch!*
- *Dinge erspüren: Leg ein kleines Spielzeug in die Wanne – vielleicht Murmeln? Dein Kind kann dann versuchen, nur durch das Befühlen mit Füßen und Zehen zu erraten, worum es sich handelt.*

Mach es dir einfach!

Meine Erfahrung: Nur Anwendungen, die unkompliziert und rasch durchführbar sind, machen wir wirklich gerne. Daher: Kein Wasserschleppen quer durch die Wohnung! Fußbäder im Wohnzimmer sind möglicherweise schön, aber sehr aufwändig! Je kleiner der Aufwand ist, den du mit dieser Anwendung hast, desto eher lernst du das Fußbad lieben!

Zusätze

Um die Wirkung des Fußbades zu verstärken, kannst du dem Badewasser Salz beimengen. Es erhöht die Durchblutung und sorgt auf diese Weise für noch raschere Durchwärmung. Besonders fein ist es, wenn du dem Bad duftendes Badesalz beimengst. Auch das kannst du ganz einfach und rasch selber herstellen:

Duftendes Badesalz – einfach selbst gemacht

Für dein Badesalz brauchst du:

- grobes Meersalz oder einfach Speisesalz aus deinem Küchenschrank
- hochwertiges, 100 % biologisches, reines ätherisches Öl
- mögliche weitere Zutaten nach Geschmack: getrocknete Blüten oder Kräuter

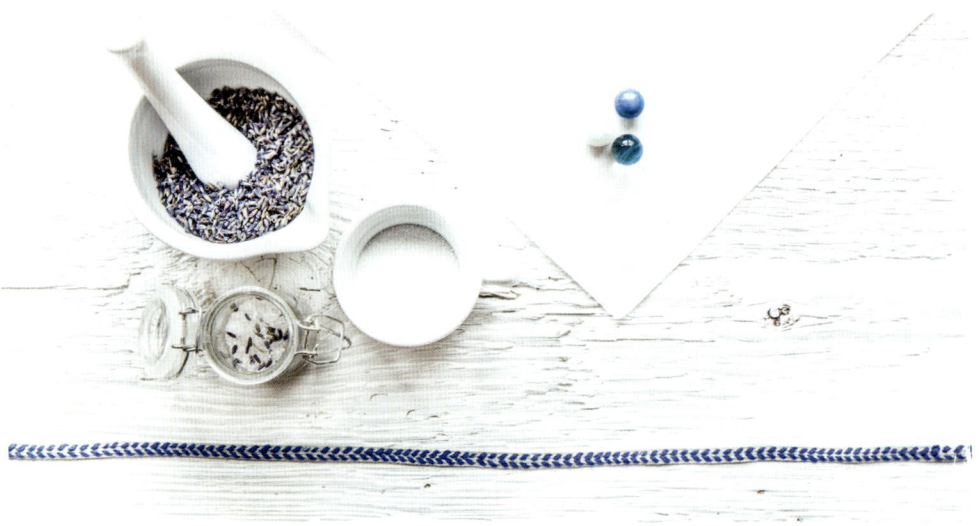

So einfach geht's – Schritt für Schritt

1. Ein kleines, verschließbares Glas, z. B. ein sauberes Marmeladeglas, mit Salz befüllen.
2. 1–2 Tropfen ätherisches Öl dazugeben.
3. Verschütteln.
4. Falls gewünscht, Blüten zugeben – fertig ist dein natürlicher Badezusatz!

Das Salz nimmt den Duft des Öles auf und speichert ihn, um ihn dann wieder abzugeben, wenn es sich im Wasser auflöst. Ätherische Öle brauchen immer einen Emulgator, um dem Badewasser zugefügt zu werden. Salz eignet sich besonders gut, da das fertige Badesalz auch aufbewahrt werden kann. Im Gegensatz zu Honig, Sahne oder Milch, die ebenso brauchbare Emulgatoren sind, hinterlässt das Salz keine Rückstände in der Badewanne.

Welches ätherische Öl du als Zusatz verwendest, hängt davon ab, was ihr an diesem Tag braucht:

- Aufgedreht? Ein wenig Beruhigung wäre schön? Dein Kleinkind ist erkältet? Dann gib Lavendelöl ins Bad.
- Eine Erkältung ist im Anmarsch? Fertige aromatherapeutische Erkältungsmischungen können, wenn sie mit Salz emulgiert werden, auch dem Badewasser zugesetzt werden.

Gut zu wissen!

Bitte frag beim Einkauf unbedingt, ob das ätherische Öl für das Alter deines Kindes geeignet ist, denn nicht alle Erkältungsmischungen sind für kleine Kinder empfehlenswert. Im Zweifelsfall verwende Lavendelöl – es wirkt sanft und passt für jedes Alter.

Zwiebelsocken – vertreiben alle Sorgen

Was uns beim Zwiebelschneiden die Tränen in die Augen treibt, macht die Zwiebel enorm gesund: nämlich die in ihr enthaltenen scharfen ätherischen Öle, allen voran die Sulfide. Sie wirken antiviral, immunstärkend und entzündungshemmend.

Erwachsene schätzen Zwiebel und Knoblauch als wichtige Geschmacksträger vieler Speisen, und ebenso gibt es unzählige Hausmittel, deren zentraler Bestandteil die Zwiebel ist. Ihre Wirksamkeit bei Erkältungskrankheiten ist seit vielen tausend Jahren belegt – doch der scharfe Geruch und das Brennen in den Augen machen die Vorstellung, die Zwiebel nahe am Gesicht anzuwenden, nicht gerade verlockend, vor allem bei Kindern.

Da wir auf die Wirkung der Zwiebel aber nicht verzichten können, gibt es eine wunderbar kindgerechte Alternative: Zwiebelsocken. Alles, was wir an den Füßen anwenden, wirkt reflektorisch auf entfernte Körperregionen. Die Haut an den Fußsohlen ist sehr durchlässig, und so können die in der Zwiebel enthaltenen Öle in den Körper eindringen und ihre Wirkung entfalten. Dabei tränen garantiert keine Augen, und trotzdem lassen sich Schnupfen und Husten rasch vertreiben!

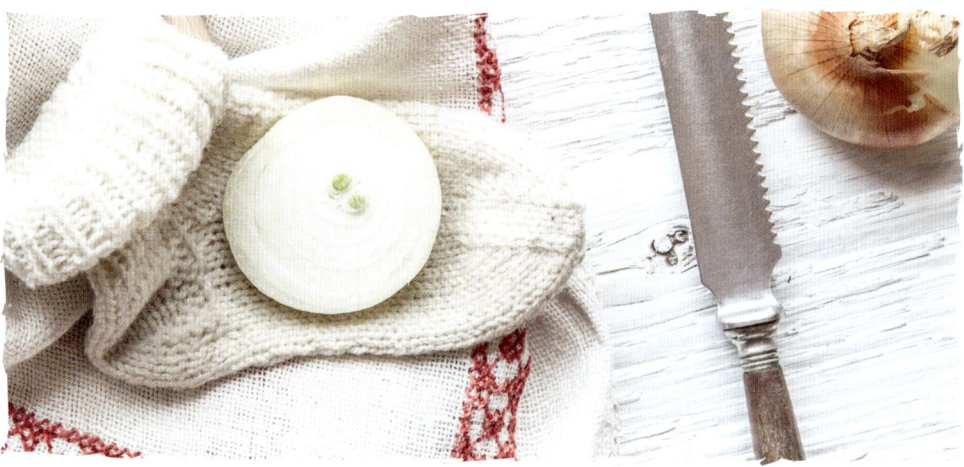

Vorbereitung

Zwiebel bereitlegen, Socken und Wärmeflasche vorbereiten. Eventuell vorher ein ansteigendes Fußbad durchführen, damit die Füße des Kindes wirklich gut warm sind!

> **Kinder-mögen-Hausmittel-Tipp**
>
> - *Gute **Vorbereitung** trägt wesentlich zum Gelingen bei! Wenn dein Kind bereits auf der Couch wartet und du nochmal wegmusst, um die Wärmeflasche aus dem Keller zu holen – hast du deine Chance für dieses Mal vielleicht vergeben.*
>
> - *Lass dein Kind bei der Vorbereitung **mithelfen** und erkläre ihm, was ihr da macht! Wenn Kinder sich beteiligen dürfen, können sie meist eher zu einer Anwendung überredet werden!*
>
> - *Vielleicht braucht auch der Lieblingsteddy Zwiebelsocken? Selber mitmachen und anwenden ist immer prima! Oder die Mama und der Papa machen auch mit?*

So einfach geht's – Schritt für Schritt

1. Geschälte Zwiebel in Scheiben schneiden. Die ca. 0,5–1 cm dicken Scheiben erwärmen, z. B. indem du sie auf die Wärmeflasche legst oder in der Mikrowelle bzw. in einer warmen Pfanne kurz erwärmst – Anbraten ist nicht nötig.

2. Dein Kind sollte auf der Couch oder im Bett liegen und die Füße abwechselnd anheben, sodass die Zwiebelscheiben auf die Fußsohle gelegt werden können.

3. Danach eine (normale, dünne) (Baumwoll-)Socke über den Fuß ziehen und die Zwiebelscheiben damit fixieren. Abschließend kann noch eine warme, dicke Wollsocke darüber, um den Fußsohlenwickel zu wärmen.

Dein Kind sollte während der Anwendung ruhen, gern mit einer Wärmeflasche auf dem Sofa. Wenn Mama oder Papa dann ein tolles Buch vorlesen, kann man die **Anwendungsdauer** etwas erhöhen. Das Wickelpaket darf während der gesamten Anwendungszeit nicht auskühlen.

Ganz prima wäre eine Anwendungsdauer von etwa einer Stunde – aber bitte unbedingt drauf hören, wenn dein Kind dir sagt, dass es genug davon hat. Die Füße müssen sich die ganze Zeit über warm anfühlen – sonst Wickel runtergeben und Füße wieder wärmen!

Kinder-mögen-Hausmittel-Tipp

Auch beim Einschlafen können Zwiebelsöckchen angelegt werden. Kontrolliere dann aber nachts, ob die Fußsohlen-Wickel auch sicher noch warm sind. Willst du ungestört schlafen, nimm die Zwiebeln am späten Abend lieber wieder ab.

Altersempfehlung und Tipps

Für Babys und wenn man Zwiebelsocken gar nicht mag: Du kannst die gut gewärmten Füßchen auch mit dem Saft einer aufgeschnittenen Zwiebel einreiben. Danach Socken anziehen und den Saft einziehen lassen. So kann man diese Anwendung ab einem Alter von 6–8 Monaten machen. Bei kleinen Kindern verstärkt darauf achten, ob die Füße noch warm sind.

Größere Kinder finden es lustig, wenn sie eine Runde auf den Zwiebelsohlen gehen dürfen! Dabei wird der Zwiebelsaft mit seinen ätherischen Ölen noch mehr ausgepresst und die Wirkung verstärkt, Durchblutung und Stoffwechsel werden angeregt – dadurch erreichen wir eine reflektorische Wirkung auf den ganzen Körper.

Bei sehr empfindlicher Haut: Vor dem Auflegen der Zwiebel Fettcreme oder ein Hautöl auf die Fußsohlen geben, damit der Zwiebelsaft die Haut des Kindes nicht reizen kann.

Für wissbegierige Kinder

In vielen Geschichten spielten Zwiebel und Knoblauch eine wichtige Rolle bei der Vertreibung von bösen Geistern. Dracula & Co haben Angst vor Knoblauch. Die Zwiebel war in unterschiedlichsten Kulturkreisen und Ländern immer auch ein Symbol für Gesundheit und die Abwesenheit schlechter Energien. Bevor Erreger wie Viren und Bakterien entdeckt waren, wurden Krankheiten oft als Fluch oder Schicksalsschlag betrachtet. Diese sollten seit jeher durch Zwiebel oder Knoblauch abgewehrt werden.

Eine saubere, gesunde Küche erkannte man schon seit jeher an den zum Trocknen aufgehängten Zwiebelzöpfen an der Wand. Schon vor ca. 5000 Jahren haben die Ägypter sie den Göttern geopfert, und in vielen Kulturen Afrikas, Asiens und Europas schätzte man die Zwiebel als Zahlungsmittel, Symbol für Lebenskraft und natürlich als gesundes Nahrungsmittel.

Kinder-mögen-Hausmittel-Tipp

Wenn ein Schnupfen sich ankündigt, also gleich mit Zwiebelsocken unter die Decke – dann habt ihr eine gute Chance, die bösen Schnupfen-Vampire zu vertreiben!

Zwiebelsocken als Fiebersenker

Legt man kühle, also zimmerwarme Zwiebelscheiben auf die warmen Fußsohlen eines Fiebernden, so kommt es zusätzlich zu der oben beschriebenen Wirkung der warmen Zwiebelsocken zu einer Abkühlung der Füße. Dies hat einen ähnlichen Effekt wie Essigsocken oder Wadenwickel. Lies dazu mehr in ▶ Kapitel 4 („Fieber").

LAVENDELÖL – HILFT BEIM DURCHATMEN UND ENTSPANNEN

Das breite Wirkungsspektrum des Lavendels und seine sehr gute Verträglichkeit auch schon bei ganz kleinen Kindern machen ihn zum Universalhelfer bei vielen Themen in der Säuglingszeit und Kindheit.

Bei Erkältungen, Hals- und Ohrenschmerzen, Insektenstichen sowie zur Entspannung und Beruhigung kann Lavendel in unterschiedlichsten Darreichungsformen verwendet werden. Er ist eine wertvolle Ergänzung für viele Hausmittel-Anwendungen. Ein Quarkwickel etwa ist in Kombination mit den Wirkstoffen des Lavendels ein unschlagbarer Helfer gegen Entzündungen.

In unserer Hausapotheke nimmt Lavendel in Form eines Ölauszuges, aber auch als ätherisches Öl eine wichtige Stellung ein. Ein Ölauszug oder Mazerat wird hergestellt, indem man Kräuter oder Gewürze in Öl einlegt. Die

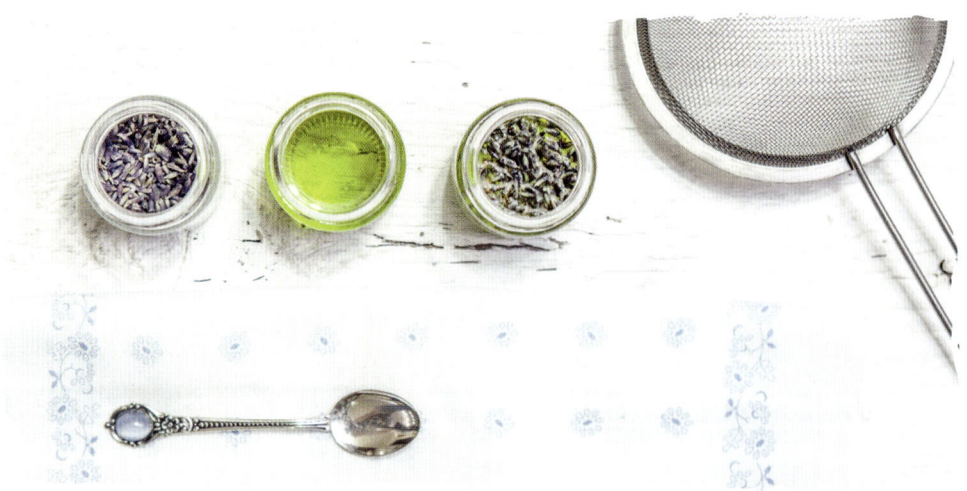

Wirkstoffe gehen in das Öl über, werden aus der Pflanze „herausgezogen" – daher der Name Ölauszug oder Auszugsöl. Das Prinzip ist das gleiche wie beim Kochen von Tee, auch dabei werden Pflanzenstoffe in Wasser „ausgezogen". Mehr dazu kannst du in ▶ Kapitel 12 („Mazerate") erfahren.

Gut zu wissen!
Ätherisches Lavendelöl und Lavendel-Auszugsöl – ein großer Unterschied!

Während die Herstellung von ätherischen Ölen recht aufwändig ist, kann man Auszugsöle auf einfache Weise selber herstellen. Ätherische Öle in hochwertiger Qualität kann man im Fachhandel, in Apotheken, Reformhäusern und Bioläden kaufen. Lavendel-Auszugsöl hingegen kann man auch selber machen: Bei Kindern reicht der sanfte Duft von Auszugsölen aus, die starke Konzentration der ätherischen Öle ist oft nicht nötig. Wenn du ätherische Öle bei deinem Kind verwendest, dann bitte ausschließlich in verdünnter Form.

Für eine Massage eignet sich Lavendel-Auszugsöl sehr gut. Hast du kein selbstgemachtes verfügbar, kannst du es entweder als Massageöl fertig kaufen oder schnell und einfach aus etwas Pflanzen- bzw. Hautöl herstellen, indem du dieses mit 1 Tropfen ätherischen Lavendelöls vermischst.

Lavendel-Auszugsöl

Was du brauchst, um einen kalten Ölauszug herzustellen, hast du vielleicht sogar zu Hause:

- ein leeres, sauberes Marmeladeglas mit Deckel
- getrockneten Lavendel oder biologischen Lavendeltee
- nach Geschmack und Verfügbarkeit: hochwertiges, möglichst geruchloses Bio-Speiseöl (z. B.: von der Olive, der Distel oder der Sonnenblume) oder auch pflegendes Mandel- oder Jojobaöl

So einfach geht's – Schritt für Schritt

1. Nimm eine kleine Handvoll getrockneter Blüten und fülle sie in das Marmeladeglas.
2. Gieß dann genug Öl ein, um alle Blüten gut zu bedecken.
3. Das Öl nimmt in der Auszugszeit von etwa 2 Wochen die Wirk- und Duftstoffe aus den Lavendelblüten auf.
4. Seihe das Öl nach der Auszugszeit ab und fülle es in ein frisches, sauberes und mit Alkohol gereinigtes Vorratsglas.

Du solltest das Öl immer erst auf deinen warmen Händen verteilen und anwärmen. Dann verreibe es je nach Bedürfnis auf Armen, Rücken oder Füßen, um eine leichte Streichmassage zur Entspannung durchzuführen!

Damit es den Kindern Spaß macht, könntest du dir auch kleine Geschichten einfallen lassen. Bekannt ist etwa die „Pizza-Massage", bei der du den Rücken wie eine Pizza „bearbeitest" und dabei knetest und „belegst", oder die „Wetter-Massage", wo Hände wie Regentröpfchen über den Rücken klopfen, die Sonne warm streichelt oder der Wind über den Rücken hinwegfegt. Eurer Phantasie sind keine Grenzen gesetzt!

Wir machen gerne das „Flugzeug am Rücken" – dabei streiche ich den gedachten Rumpf des Flugzeugs im Zentrum des Rückens bis zu den Flügeln – also zu den Armen hin – kräftig aus. Einfach herrlich – nicht nur für Kinder!

Kinder-mögen-Hausmittel-Tipp

Jedes Kind hat eine andere Persönlichkeit und einen eigenen Willen. Besonders wenn die Kleinen krank sind, sind sie manchmal schwer für Anwendungen zu begeistern. Eine Massage geht aber fast immer.

Wann kommt das Lavendel-Auszugsöl zum Einsatz?

Bei **Erkältungskrankheiten** macht man sich den guten Bezug des Lavendels zu Lunge und Atmungsorganen zunutze; außerdem wirkt Lavendel entzündungshemmend. Es ist der optimale Begleiter bei Quarkwickeln am Hals und bei warmen Brustauflagen. Das Lavendel-Massageöl kannst du vor jeder Anwendung auf die Haut reiben.

Die Lavendelmassage hilft, Stress und Anspannung loszulassen. Schon das **Zur-Ruhe-Kommen** kann helfen, gesund zu bleiben. Die Psychoimmunologie bestätigt dies mit ihren Ergebnissen: Das Immunsystem kann besser arbeiten, wenn wir nicht durch Stress und Anspannung geschwächt sind.

Lavendelöl ist jedoch auch ein **Sommeröl**: Es unterstützt bei Juckreiz, beispielsweise nach Insektenstichen, und beruhigt Muskelkater und Zerrungen. Es hilft beim Abheilen eines Sonnenbrandes und fördert die Zellerneuerung.

Selbstfürsorge

Hattest du einen langen Tag, willst du dich verwöhnen und zur Ruhe kommen? Nimm dir 5 Minuten, um deine Haut mit Lavendelöl zu streicheln, oder massiere es sanft in deine Fußsohlen ein.

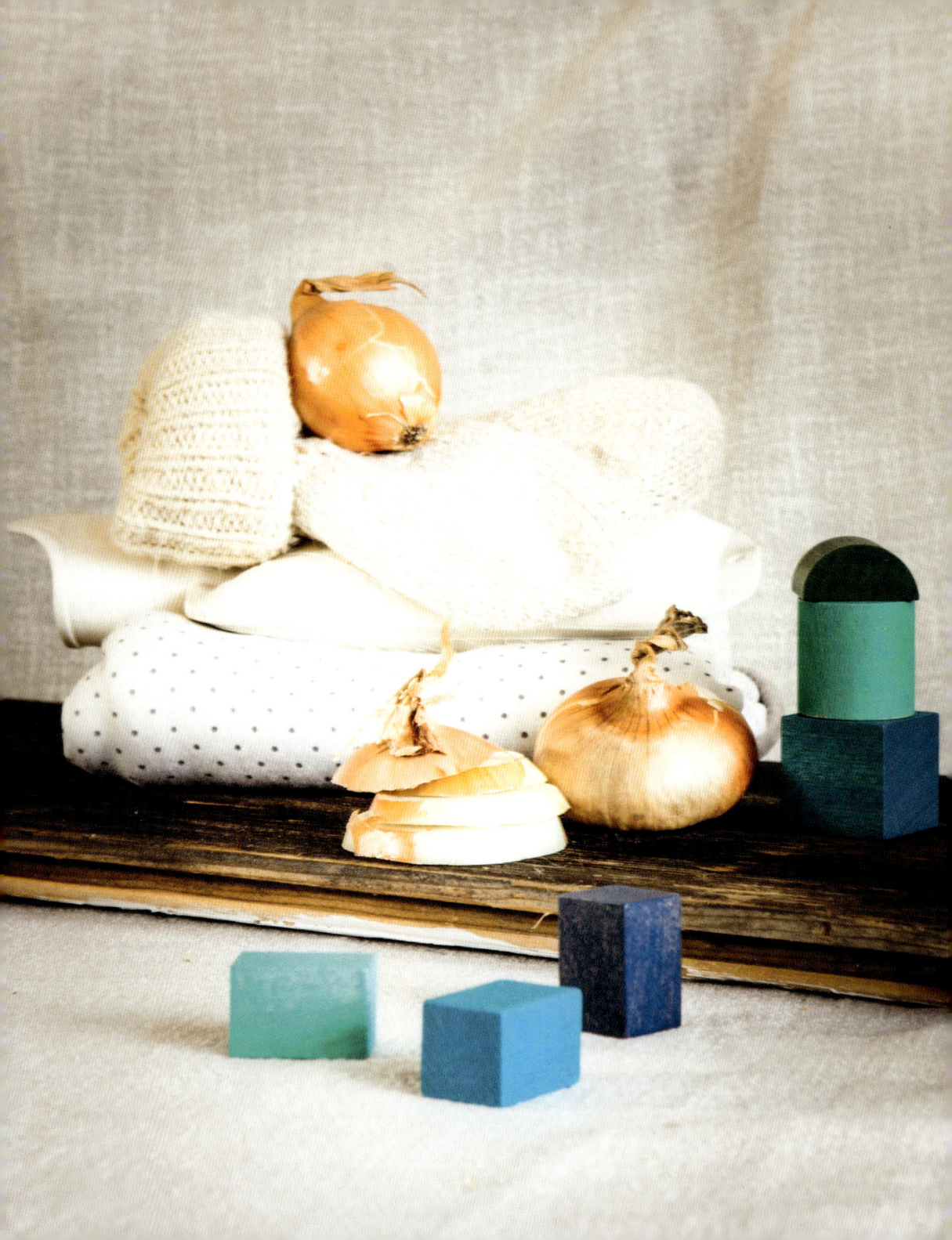

3. Schnupfen, Husten & Co: Erkältungskrankheiten

Erkältungskrankheiten unterschiedlichster Art begleiten Familien im Herbst und Winter oft über längere Phasen. Manchmal haben wir das Gefühl, dass es kaum eine Pause zwischen den Infekten gibt.

Kinderärzte sagen, es sei kein alarmierendes Zeichen, wenn ein Kind ca. acht Mal pro Jahr einen Atemwegsinfekt hat. Mal kurz nachrechnen: Wenn nun jeder Infekt ein bis zwei Wochen dauert und diese Infekte hauptsächlich in der kühlen Jahreszeit auftreten – dann wird schnell klar, wieso wir den Eindruck haben, dass hier ständig einer krank ist!

Also, die schlechte Nachricht für uns Eltern zuerst: Schnupfen & Co sind unvermeidlich! Jeder heranwachsende Mensch muss Geduld haben und dem Körper die Chance geben, zu lernen, um dadurch ein reifes Immunsystem zu entwickeln.

Es gibt aber auch eine gute Nachricht: Jede Erfahrung für das Immunsystem deines Kindes birgt einen Lerneffekt. Mit jeder durchgemachten Erkrankung wird der Körper stärker und kann beim nächsten Mal schneller, besser und gezielter reagieren.

Der große Vorteil der Hausmittel ist: Die Krankheit wird nicht unterdrückt, aber Wohlbefinden und Dauer einer Erkältung können positiv beeinflusst werden.

Auch wenn wir Schnupfen & Co „Erkältungskrankheiten" nennen – tatsächlich ist Kälte nicht immer unbedingt der Auslöser. Für Erkältungssymptome kommen unterschiedlichste Ursachen infrage: Körperliche Vorgänge rund um das Zahnen, Reaktionen des lernenden Immunsystems auf neue Erreger und häufige Neu-Ansteckungen durch den engen Kontakt mit anderen Kindern in Krippe und Kindergarten sind nur einige der Erklärungen für die Dauer-Schnupfennase bei unseren Kleinen.

Die Auslöser sind meist Rhinoviren. Sie fühlen sich in kalter, feuchter Luft besonders wohl. Erschwerend kommt hinzu, dass wir uns in der kalten Jahreszeit viel in geschlossenen Räumen aufhalten. Da haben die Viren es leicht, von einem Kind zum nächsten befördert zu werden.

Obwohl also Kälte nicht unbedingt der zentrale Auslöser für Erkältungsbeschwerden ist, hat sich der Begriff dennoch bewährt, um alle Symptome – von Husten über Schnupfen bis zu Halsweh, Ohrenschmerzen & Co – zusammenzufassen. Denn meist treten die Erkältungssymptome leider gemeinsam in unterschiedlichsten Kombinationen auf. Erst plagt uns der Schnupfen, dann kratzt der Hals und zum Schluss kommt noch Husten dazu. Daher ist es angenehm, wenn wir Hausmittel zur Hand haben, die mehrere Krankheitszeichen gleichzeitig lindern. Das reduziert Mamas Aufwand, und den Kindern wird nicht allzu viel Geduld für die Anwendungen abverlangt.

Die Zwiebel beispielsweise ist eine Wunderknolle, kann auf vielerlei Arten unterstützen und dabei gleichzeitig Schupfen, Husten und Heiserkeit lindern. Wenn du Zwiebelsäckchen, Zwiebelsocken, Zwiebel-Hustensaft und Zwiebeltee oder eine Inhalation mit Zwiebel-Wasserdampf anbietest, könnt ihr verschiedene Symptome auf einen Schlag bekämpfen.

Kinder-mögen-Hausmittel-Tipp

Achte auf die Grenzen, die dein Kind dir mitteilt. Manchmal werden einzelne Hausmittel strikt abgelehnt. Respektiere die Bedürfnisse deines Kindes und vertrau darauf, dass es intuitiv weiß, was es braucht, um wieder gesund zu werden. Weicht einfach auf eines der anderen vorgeschlagenen Hausmittel aus!

Glücklicherweise verlaufen Erkältungen bei Kindern meist unkompliziert. Die Krankheitszeichen sind jedoch immer lästig, und es ist schön, wenn Mama und Papa ihre Fürsorge zeigen und dem Thema Zeit widmen. Eine Erkältung braucht ein paar Tage, um wieder abzuklingen, und es gibt viele wunderbare Hilfsmittel, um die lästigen Begleiterscheinungen zu lindern.

Schön wäre es, wenn wir die Leiden der Zwerge einfach wegzaubern könnten. Doch was wir als Eltern in dieser Zeit beitragen können, ist die **Linderung von Krankheitssymptomen und Unterstützung beim geduldigen Durch- und Aushalten.**

ERSTE HILFE: ALLGEMEINE BEGLEITUNG BEI ERKÄLTUNGEN

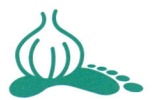 Kündigt sich eine Erkältung an, fühlt sich das Kind oft frostig, niest häufig und ist müder als sonst. Wenn du diese ersten Anzeichen entdeckst und deinem Kind viel Wärme und Ruhe gönnst, kann eine Erkrankung manchmal noch abgewendet werden. Der Körper kann die Abwehrarbeit optimal leisten, wenn er dabei unterstützt wird (siehe dazu auch das vorige Kapitel „Für alle Fälle: Die 3 Allround-Talente" – sie können dir dabei helfen, erste Erkältungssymptome zu begleiten).

Ruf nach Ruhe

Dass Krankheiten manchmal auch den Ruf des Kindes nach einer Pause darstellen können, sollten Eltern ebenfalls mitbedenken. In Krippe, Kindergarten, Schule und Familienalltag herrscht oft großer Trubel. Um in Ruhe Erlebnisse und Entwicklungsschritte verarbeiten zu können, sorgt der kindliche Körper manchmal für kleine Pausen. Am einfachsten unterstützt du dein Kind, indem du Reizabschirmung gewährleistest. Ein Kuschelnest auf der Couch einrichten, sich mit ein paar Lieblingsbüchern oder einem Hörspiel darin einkuscheln und einfach mal gar nichts tun – das bewirkt oft schon eine deutliche Besserung!

Kinder-mögen-Hausmittel-Tipp

Gelingt es deinem kränklichen Kind nur schwer, zur Ruhe kommen, biete ein Kartenspiel oder ein Puzzle an, das ihr gemeinsam spielen könnt. Ruhen heißt nicht schlafen – dazu kann man die kleinen Energiebündel nur schwerlich überreden. Ausruhen kann auch gemütliches Sitzen und Spielen bedeuten – oder ein Hörspiel vertreibt die Zeit.

Für wissbegierige Kinder
„Warum soll ich liegen bleiben?"

Beim Liegen und Schlafen verbraucht der Körper weniger Energie als beim Spielen, Gehen und Essen. An manchen Stellen – im Hals, in der Lunge, in der Nase ... – ist dein Körper krank. Er versucht in diesem Moment gerade, sich dort selber wieder gesund zu machen. Dafür braucht er viel Kraft und Energie. Wenn du ein bisschen ausruhst, dann kann dein Körper besser kämpfen. Du merkst gar nichts von dieser Abwehrarbeit!

Ernährung

Achte auch darauf, was dein Kind isst und trinkt, wenn es erkältet ist. Leichte Speisen mit wenig Fett und Zucker sowie viel gedünstetes Obst und Gemüse unterstützen beim Gesundwerden. Optimal ist warme Suppe. Die Gründe dafür sind vielfältig: Warme Flüssigkeiten haben eine reizlindernde Wirkung auf die Nasen- und Rachenschleimhaut, der aufsteigende Dampf befeuchtet sie. Es muss auch nicht unbedingt die vielzitierte Hühnersuppe sein, auch eine klare Suppe mit Gemüseeinlage bekommt der Schnupfennase gut. Außerdem trägt Suppe dazu bei, den Körper mit ausreichend Flüssigkeit zu versorgen. Bekommt man die Suppe zudem extra von Mama gekocht, zeugt diese Aufmerksamkeit auch von Zuneigung und fördert damit das Wohlbefinden und folglich die Genesung.

Biete deinem Kind viel Wasser an, zusätzlich auch immer wieder verdünnten Obstsaft. Je mehr dein Kind trinkt, desto besser kann der Körper Schleim verflüssigen. Auch warmes Apfel- oder Birnenmus, nach Geschmack mit Zimt gewürzt, bekommt dem erkälteten Kind gut.

Frische Luft

Oft fühlt sich eine Erkältung an der frischen Luft viel besser an als im beheizten Raum. Wenn die Kinder nicht fiebern, dürfen sie natürlich hinaus. Wenn ihr lieber zu Hause bleibt, achte darauf, dass die Wohnung immer wieder gut gelüftet wird, während dein Kind gut gewärmt ist.

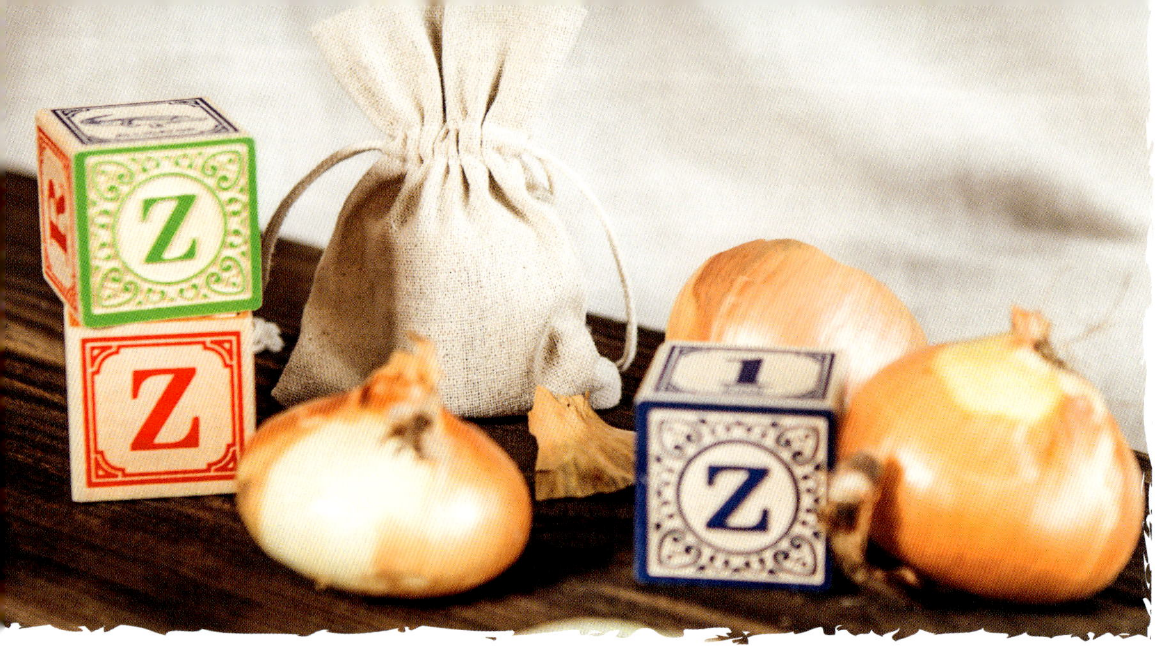

SCHNUPFEN

Eine Schnupfennase ist leider unausweichlicher Bestandteil der Kindheit. Komplikationen sind äußerst selten und Kinder sind im Allgemeinen kaum beeinträchtigt, wenn die Nase rinnt bzw. solange es aus der Nase fließt. Wenn wir also das Abklingen eines Schnupfens auch einfach abwarten könnten, so ist es doch schön, wenn jemand da ist, der der Schnupfennase Aufmerksamkeit schenkt.

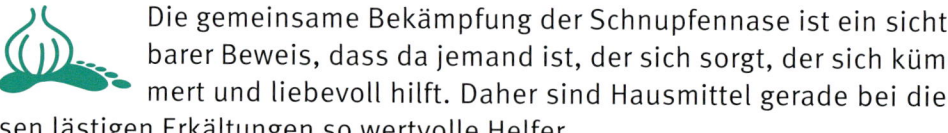 Die gemeinsame Bekämpfung der Schnupfennase ist ein sichtbarer Beweis, dass da jemand ist, der sich sorgt, der sich kümmert und liebevoll hilft. Daher sind Hausmittel gerade bei diesen lästigen Erkältungen so wertvolle Helfer.

> **Selbstfürsorge**
>
> *Eine Erkältung kann eine wahre Geduldprobe für die Familie sein. In der Nacht wachen die Kinder häufig auf, und tagsüber haben sie schlechte Laune. Solange dein Kind kein Fieber hat, kannst du raus an die frische Luft. Um die Stimmung zu heben und wieder neue Kraft zu tanken, kann ein Spaziergang das Richtige für euch sein! Außerdem: In der kühlen Luft können die Schleimhäute abschwellen und das Durchatmen wird erleichtert!*

Erste Hilfe bei Schnupfen

Solange der Schnupfen fließt, ist meist noch alles gut, doch der sogenannte Stockschnupfen ist vor allem bei ganz kleinen Kindern und Babys sehr lästig. Wenn sie etwa nicht gut trinken oder schlafen können, weil die Nasenatmung blockiert ist, brauchen wir rasch Hilfe und Unterstützung.

Muttermilch-Nasentropfen

Bei Stillkindern ist die naheliegende erste Hilfe das Eintropfen von Muttermilch in die Nase. Am besten vor der Stillmahlzeit durchgeführt, helfen diese „Nasentropfen" dabei, festsitzendes Sekret aufzuweichen und das Durchatmen zu ermöglichen. Dazu streifst du etwas Milch aus und lässt sie dein Kind beim Einatmen hochziehen. Manche finden die Verwendung einer Pipette praktisch – du bekommst sie in jeder Apotheke. Ein paar Tropfen schafft ihr mit etwas Übung aber auch aus deiner hohlen Hand, und mehr braucht es meist nicht, um Krusten und festes Sekret aufzuweichen.

Zwiebelsäckchen

Super einfach, rasch herzustellen und schon für ganz Kleine geeignet – somit eine meiner Kinder-mögen-Hausmittel-Lieblingsanwendungen!

So einfach geht's – Schritt für Schritt

1. Geschnittene, rohe Zwiebel in ein Baumwolltuch oder einfach in einen Waschhandschuh/Waschlappen füllen.

2. Den gefüllten Waschhandschuh oder das Baumwollsäckchen mit einem Gummiband verschließen, nach Bedarf leicht drücken und eventuell ein bisschen wärmen, sodass mehr Zwiebelduft in die Raumluft entweicht.

3. Hänge das Säckchen in sicherer Entfernung zum Kopf des Kindes am Bett auf. So durchdringt der Duft die Raumluft und du vermeidest, dass die Zwiebeln zu nahe an die Augen und die Nase deines Kindes kommen.

 Kinder-mögen-Hausmittel-Tipp

Hast du kein Baumwollsäckchen und keinen Waschlappen zur Hand, kannst du die geschnittene Zwiebel auch nebem dem Bett in einer Schüssel aufstellen oder einfach in ein Küchentuch einschlagen.

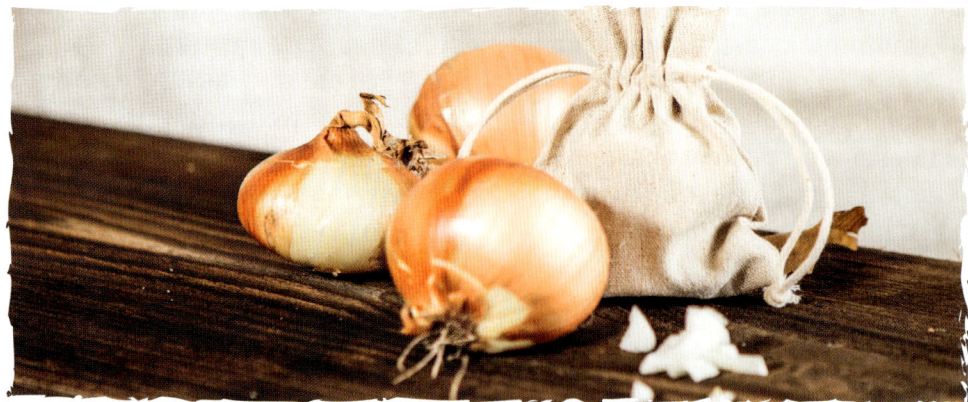

> **Gut zu wissen**
>
> *Seit Tausenden von Jahren ist die Zwiebel bekannt dafür, Krankheiten und böse Geister zu vertreiben. Suchen sie euch in Gestalt von Schnupfen-Vampiren heim, könnt ihr sie mit der Zwiebel erfolgreich bekämpfen! Die ätherischen Öle der Zwiebel durchdringen die Raumluft und sorgen dafür, dass die Schleimhäute abschwellen, das Sekret sich verflüssigt und dein Kind wieder besser atmen kann. Bei kleinen Kindern ist das besonders hilfreich. Weder das Hochziehen noch das Ausschnäuzen klappt bei den meisten Unter-Dreijährigen verlässlich.*

Auch bei **größeren Kindern und Erwachsenen** sind Zwiebelsäckchen eine tolle Hilfe: Ist jemand in der Familie erkältet, können geschnittene Zwiebeln tagsüber im Wohnraum aufgestellt werden. Einzig der Geruch ist etwas gewöhnungsbedürftig. Die Nebenwirkung bei vielen Erwachsenen: Man bekommt Appetit auf deftiges Essen! Findest du den Geruch störend, hilft vielleicht der Gedanke an eine Nacht neben einem röchelnden oder schnarchenden Schnupfenbaby. Da ziehen die meisten den Zwiebelgeruch im Schlafzimmer vor. Und keine Sorge: Wenn du das Schlafzimmer am nächsten Morgen lüftest, ist der Geruch schnell verflogen!

> **Kinder-mögen-Hausmittel-Tipp**
>
> *Um zu verhindern, dass durch das häufige Schnäuzen und Wischen bei Fließschnupfen die Nase wund wird, verwende statt Taschentüchern die selbstgemachten Feuchttücher (siehe ▶ Kapitel 6, „Haut"). Sie reiben nicht, und das darin enthaltene Öl pflegt die Haut bei jeder Verwendung.*
>
> *Du könntest auch spezielle Schnupfen-Feuchttücher für die kommenden Tage machen. Verwende zur Herstellung Majoran-Auszugsöl – so schlägst zu zwei Fliegen mit einer Klappe! Die Anleitung für die Herstellung von Majoranöl findest du auf der nächsten Seite.*

Majoranöl

Nach dem allgemeinen Rezept zur Herstellung von Auszugsölen (▶ Kapitel 12, „Mazerate") kannst du dieses altbewährte Schnupfenöl selber machen. Bereite es rechtzeitig im Herbst zu, dann könnt ihr die ganze Erkältungssaison hindurch eure Nasen damit pflegen. Durch die desinfizierende, schleimlösende und antimikrobielle Wirkung ist Majoran perfekt geeignet, um den Schnupfen zu vertreiben!

Die sogenannte Majoranbutter ist seit Generationen für ihre gute Unterstützung bei Erkältungen bekannt und bewährt. Früher hat man, wie der Name schon sagt, die Wirkstoffe des getrockneten Majorans in Butter ausgezogen. Ich bevorzuge für die Herstellung Pflanzenöle statt der relativ schnell verderblichen Butter.

Kinder-mögen-Hausmittel-Tipp

Majoran ist aber auch für seine verdauungsfördernde Wirkung bekannt! Wenn du also Majoranöl herstellst, kannst du es nicht nur für verstopfte Nasen, sondern auch als Bäuchlein-Öl für die blähungswidrige Bauchmassage deines Babys verwenden!

Majoranöl kann mit warmen Händen immer wieder rund um die Nase verstrichen werden. So atmet ihr die ätherischen Öle des Majorans ein und er kann seine heilende Wirkung direkt an den Schleimhäuten entfalten.

Kinder-mögen-Hausmittel-Tipp

Weil in der Schnupfenzeit die Haut vom Naseputzen oft gereizt ist, empfiehlt sich die Verwendung eines pflegenden Hautöls, wie beispielsweise Mandelöl, zum Ausziehen des Majorans. Beim Auftragen pflegt ihr dann auch gleich die angegriffene Haut. So schlägst du zwei Fliegen mit einer Klappe!

Festsitzender Schnupfen, Nebenhöhlenentzündung

Ein Thema, das kleine Kinder kaum kennen, da die Stirn- und Nebenhöhlen sich erst im Lauf der Kindheit bilden. Bei älteren Kindern und Jugendlichen sowie Erwachsenen kommt es aber immer wieder zu festsitzendem Schnupfen und leider auch zu Entzündungen der Stirn- und Nebenhöhlen. Die lästigen Begleiterscheinungen reichen dann von Druck- und Völlegefühl im Gesicht bis hin zu Kopfschmerzen.

Viel trinken, den Kopf hochlagern, häufig lüften und für feuchte Raumluft sorgen sind bewährte Helfer bei sehr festsitzendem Schnupfen. Große schätzen auch das Durchspülen der Nase mit isotonischer Kochsalzlösung als Nasendusche oder mit einem Nasenkännchen – Kinder sind dafür jedoch kaum zu gewinnen. Vielfach bewährt haben sich auch folgende Hausmittel:

Dampfinhalationen

Inhalationen können sowohl bei Husten und Bronchitis als auch bei festsitzendem Schnupfen und Halsschmerzen gute Dienste leisten, denn sie sind ein vielfach bewährtes Heilverfahren bei Erkältungen. Das Einatmen von warmer und feuchter Luft hilft, die Schleimhäute zu befeuchten und deren Durchblutung zu erhöhen. Der Schleim verflüssigt sich und kann abgeschnäuzt bzw. ausgehustet werden.

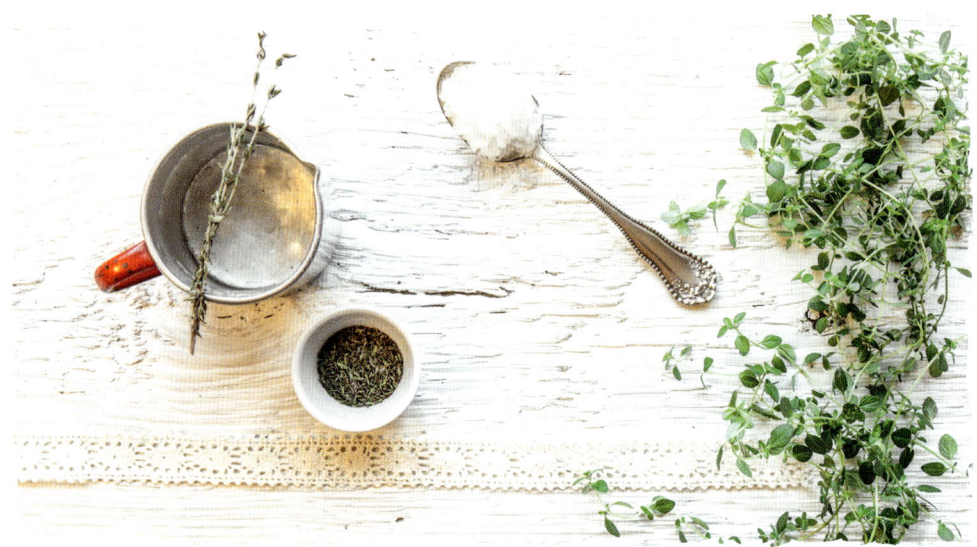

So einfach geht's

Ungefähr 3 Liter Wasser (mit einem Zusatz deiner Wahl oder auch ohne Zusatz – siehe unten) in einem großen Kochtopf am Herd köcheln lassen. Um den Dampf einzuatmen, reicht es schon, sich im Raum aufzuhalten.

Es gibt verschiedene **Zusätze,** um rasch wieder durchatmen zu können:

- **Salz** und **Zwiebel im kochenden Wasser** erleichtern Schnupfensymptome, können aber auch bei Husten eingesetzt werden.

- **Thymian** wirkt bei Husten wohltuend schleim- und krampflösend. Seine auswurffördernde Wirkung wird bei festsitzendem Husten geschätzt. Der Echte Thymian, thymus vulgaris, ist eine altbekannte Würz- und Heilpflanze, deren Wirkung schon seit der Antike genutzt wird.

- **Melisse** hast du vielleicht im Garten oder als Tee zu Hause. Sie hat eine leicht entkrampfende und beruhigende Wirkung und wird verwendet, wenn Muskelanspannungen Hustenreiz auslösen und krampfhafter Reizhusten euch plagt.

Altersempfehlungen

Die **ganz Kleinen,** die bei Erkältungen besonders leiden, weil die verlegten Atemwege das Trinken und Atmen erschweren, können während des Inhalierens im **Tragetuch oder in Mamas Arm** liegen. So sind sie in aufrechter Position und die wohltuenden Dämpfe werden „im Vorbeigehen" eingeatmet. Besonders gut klappt's, wenn ihr euch einfach in der Küche aufhaltet, während das Wasser am Herd köchelt. Ist die Küche zu groß, kannst du versuchen, das Bad oder eure Toilette zu einem kleinen **„Dampfraum"** zu machen (siehe unten) und dich dort mit deinem Baby aufhalten. Und die **Extraportion Nähe und Wärme,** die du deinem Kind beim Tragen schenkst, unterstützt das Gesundwerden sowieso.

Größere Kinder und Erwachsene können die wohltuende Wirkung von aufsteigendem Dampf natürlich auch genießen. Aus Sicherheitsgründen empfiehlt es sich, den Topf mit dem heißen Wasser in der Spüle statt am Tisch abzustellen. Einfach einen Sessel an die Spüle stellen, darüberbeugen und tief ein- und ausatmen. Sollte der Topf kippen, bleibt das heiße Wasser in der Spüle und ihr seid in Sicherheit!

Kinder-mögen-Hausmittel-Tipp

Es gibt unterschiedlichste Anwendungsideen, um kleine Dampfräume selber zu bauen und diese Anwendung zu intensivieren. Die Decke oder das Handtuch über dem Kopf können auch eine Unfallquelle darstellen, und die Kinder mögen es oft gar nicht, wenn es zu dunkel und zu intensiv warm und feucht ist. Falls ihr es aber mit einer Höhle aus Decken oder einem Regenschirm versuchen wollt: Bitte nur, wenn zwei Erwachsene mithelfen, damit das Kind nie allein mit dem heißen Wasser bleibt.

Gut zu wissen

- Im Allgemeinen gibt es keine Nebenwirkungen. Man sollte jedoch immer besonders vorsichtig sein, wenn Kinder in die Nähe des heißen Wassers kommen.
- **Vorsicht: Ist der Kopf zu nah über dem aufsteigenden Dampf, können die Schleimhäute verbrüht werden!**
- Keine mentholhaltigen Zusätze verwenden.
- In manchen Fällen kann warme, feuchte Luft die Symptome verschlimmern. Dann probiert aus, ob die kühle Luft draußen wohltuender ist!
- Die Wäsche in der Wohnung zu trocknen, wird oftmals als Methode empfohlen, um die Raumluft anzufeuchten. Bedenke: Die Duftstoffe und chemischen Zusätze im Waschpulver können zusätzlich reizen.

Leinsamenpäckchen

Legt man Leinsamenpäckchen auf verstopfte, zugeschwollene Neben- und Stirnhöhlen, wird ihre auflösende Wirkung schnell fühlbar. Die Wärme bringt Entspannung in der betroffenen Gesichtsregion, doch die Päckchen wirken nicht nur äußerlich, sondern auch innerlich. Die darin enthaltenen Schleimstoffe und essenziellen Ölsäuren dringen durch die von der Wärme geöffneten Poren ein und wirken dort auflösend, verflüssigend und entzündungshemmend.

Für diese Anwendung brauchst du:

- Baumwoll- oder Leinensäckchen, z. B. einen Waschhandschuh, einen Waschlappen oder kleine Baumwolltücher wie etwa Stofftaschentücher, die du zu einem Päckchen binden kannst und die Flecken bekommen dürfen
- Faden oder Gummiring
- Leinsamen, geschrotet
- Topf mit etwas Wasser

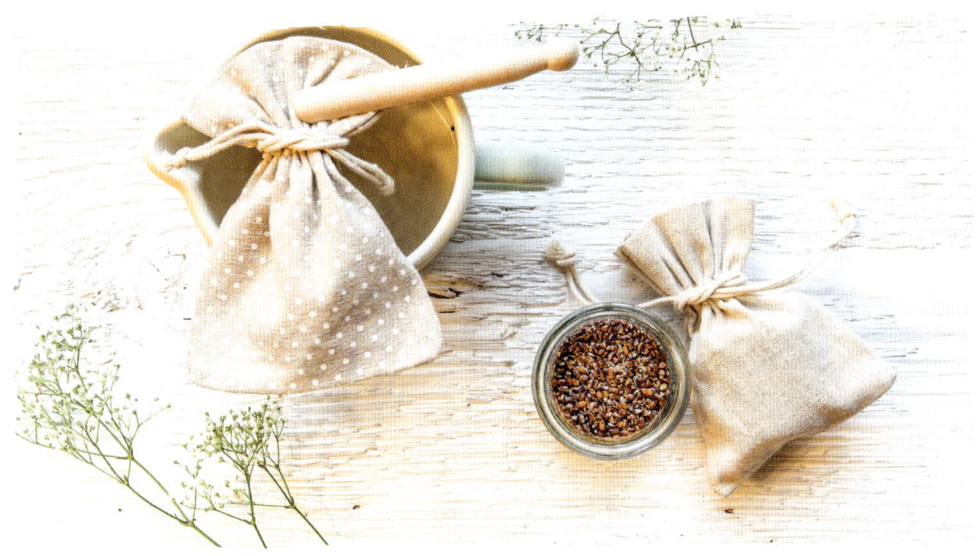

So einfach geht's – Schritt für Schritt

1. Stell den Topf auf den Herd und erhitze etwas Wasser darin.
2. In der Zwischenzeit befüllst du die Säckchen oder Tücher mit geschrotetem Leinsamen und bindest sie zu.
3. Ist das Wasser heiß, legst du die Säckchen ein und erwärmst damit den Lein im Inneren.
4. Die warmen (aber nicht heißen!) Säckchen werden auf das Gesicht gelegt. Du oder dein Kind, ihr wisst selber am besten, wo die betroffenen Stellen sind. Die Päckchen können so lange dort verbleiben, bis sie sich nicht mehr warm anfühlen.

> **Vorsicht!**
>
> *Sei bitte besonders achtsam und prüfe die Temperatur sorgfältig, bevor du die Leinsamenpäckchen auflegst. Der geschrotete Leinsamen speichert die Hitze in seinem Inneren. Nicht direkt aus dem kochenden Wasser aufs Gesicht legen! Erst etwas auskühlen lassen!*

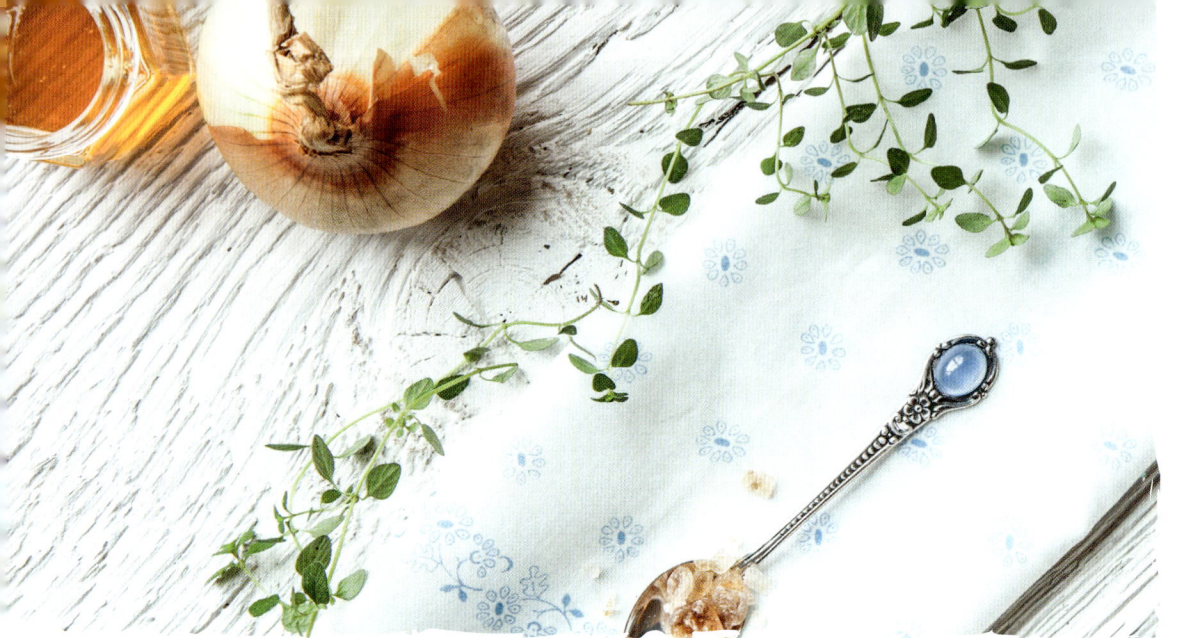

Husten

Bei vielen Kindern ist Husten ein ständiger Begleiter in der kalten Jahreszeit, denn meist reihen sich einige Erkältungen aneinander, und kaum klingt der eine Husten ab, klopft der nächste Schnupfen schon an. Die Ursache sind meist Virusinfekte, mit denen der Körper ganz alleine fertig werden kann. Das fordert allerdings unsere Geduld. Wenn der Körper sich mit dem Virus auseinandersetzt und es erfolgreich bekämpfen kann, dann lernt er dazu, und das Immunsystem deines Kindes wächst und entwickelt sich weiter. Während dieser Zeit kannst du dein Kind mit Hausmitteln unterstützen, um die Krankheitsdauer zu verringern und vor allem um das Wohlbefinden zu verbessern.

 **Kinder-mögen-Hausmittel-Tipp**

Bewährte Rezepte bei Husten – alles kann, nichts muss ... Die Husten-Hausmittel in diesem Kapitel unterstützen sanft, um zu lindern und Husten schneller ausheilen zu lassen. Welche Anwendung dir und deinem Kind sympathisch ist, entscheidet ihr gemeinsam. Natürlich könnt ihr auch verschiedene Anwendungen probieren, nacheinander oder sogar gleichzeitig. Es gibt keine Gegenanzeigen. Ihr dürft tun, was euch im Moment gut und richtig erscheint.

Erste Hilfe, um dein Kind bei Husten zu unterstützen

Bei aufrechtem oder **erhöhtem Oberkörper** ist der Hustenreiz meist geringer, Schleim kann über den Rachen abfließen. Die aufrechte Haltung kann, je nach Alter, entweder durch Tragen oder aber, vor allem nachts und bei älteren Kindern, durch das Erhöhen der Matratze bzw. des Kopfkissens erreicht werden.

 Kinder-mögen-Hausmittel-Tipp

Einen dünnen Ordner oder ein Kissen unter die Matratze zu legen, hilft dir dabei, den Oberkörper deines Kindes beim Schlafen leicht zu erhöhen!

Zu Beginn ist der Husten meist trocken. Der sogenannte Reizhusten ist unproduktiv, besonders lästig beim Schlafen und im Liegen und sollte nach Möglichkeit in einen produktiven, also schleimigen Husten überführt werden. Dabei helfen vielerlei Hausmittel, aber auch über die **Nahrung** kannst du dein Kind unterstützen! Biete Suppen und Kompotte an – vor allem Apfel- und Birnenmus sind als Unterstützer bei Husten bekannt und bei Kindern meist beliebt.

Wenn der Husten von deinem Kind als krampfartig, lästig, schmerzhaft empfunden wird, hilft es zuerst einmal auch, wenn du einfühlsame Worte findest, um zu beruhigen.

Kinder-mögen-Hausmittel-Tipp

Das Anerkennen des misslichen Zustandes, gleichzeitig das Beruhigen eventueller Sorgen und Nöte und die sanfte Linderung durch Hausmittel sind eine gute Kombination, um für Ruhe und Entspannung zu sorgen – für Husten, Kind und Eltern.

Für wissbegierige Kinder

Husten und Niesen dienen dem Schutz und der Reinigung unseres Körpers von Staub oder Schleim. Der menschliche Körper schleudert Luft ca. so schnell heraus, wie Autos auf der Autobahn fahren dürfen! Das Husten ist also vielleicht lästig, aber manchmal auch notwendig, um gesund zu werden.

Hustensaft selber machen

Es gibt viele naturheilkundliche Rezepte, um Hustensaft selber herzustellen. Einige davon verlangen lange Vorbereitungszeit oder müssten in der warmen Jahreszeit aus frischen Zutaten eingekocht werden, um dann in der Erkältungszeit zur Verfügung zu stehen. Ob Maiwipfelsirup oder Spitzwegerich-Kräutersirup, sie wirken allesamt großartig. Doch ich schätze im Alltag jene Hustensäfte sehr, die ad hoc zubereitet werden können, weil ich die Gedanken an die Erkältungszeit in der warmen Jahreszeit erfahrungsgemäß verdränge. Und wenn man Kräuter-Hustensirup auf Vorrat gekocht hat und er leider nicht lange genug genießbar bleibt, bis der erste Husten im Winter uns belästigt, ist die Enttäuschung groß. Ich schätze folgende Rezepte, da ich sie im Winter jederzeit frisch zubereiten kann und sie binnen kurzer Zeit zur Verfügung stehen:

Zwiebelhustensaft mit Thymian

Aus einer Zwiebel und etwas Zucker oder Honig lässt sich Hustensaft einfach und schnell selber herstellen. Die schleimlösende, schmerzstillende und antibiotische Wirkung der Zwiebel, gepaart mit der reizlindernden Wirkung des Honigs, bringt schnell Erleichterung. Falls du auch **Thymian** zu Hause hast, kannst du dem Hustensaft ein paar Zweige beifügen. Thymian ist eine Heilpflanze, die vor allem für die positive Wirkung bei Atemwegsinfekten bekannt ist. Die Wirkung des Thymians kannst du bei diesem Hustensaftrezept gut nutzen. Aber auch Teezubereitungen und Dampfinhalationen mit Thymian sind wunderbare Helfer bei Husten (mehr zum Thema Dampfinhalation findest du im ▶ Kapitel „Schnupfen" auf S. 47–50).

So einfach geht's – Schritt für Schritt

1. Zwiebel kleinschneiden, optional nach Geschmack bzw. Verfügbarkeit zusätzlich getrockneten Thymian bereitlegen.
2. Zwiebel und/oder Thymian in ein leeres Marmeladeglas füllen.
3. Ausgiebig mit Zucker, Kandiszucker oder Honig bedecken und ziehen lassen. Bei Zimmertemperatur habt ihr schon nach wenigen Stunden den ersten Hustensaft.
4. Den entstehenden Saft löffelweise über den Tag verteilt einnehmen.

Kinder-mögen-Hausmittel-Tipp

Wenn du die Entstehung des Saftes beschleunigen möchtest, stell die Zucker-Zwiebel-Mischung auf den Heizkörper. Die Wärme beschleunigt das Lösen der Zwiebelsäfte im Zucker.

Du kannst deinem Kind immer wieder teelöffelweise davon geben. Die Höchstdosis darfst du individuell bestimmen. Da dieser Hustensaft sehr konzentriert Zucker enthält, solltet ihr aber jedenfalls sorgfältig Zähne putzen! Die **Haltbarkeit** beträgt ca. 3 Tage, wenn er im Kühlschrank aufbewahrt wird. Wenn du die Zwiebelstücke abseihst, erhöht sich die Haltbarkeit. Da er ruckzuck zubereitet ist, kannst du ihn auch jeden Tag frisch machen!

 Kinder-mögen-Hausmittel-Tipp

Die tollen Wirkstoffe sind in der rohen Zwiebel besser verfügbar als in gekochten Darreichungen. Da Kinder kaum dazu zu bewegen sind, rohe Zwiebel zu essen, ist der Zwiebel-Hustensaft eine der wenigen Möglichkeiten, größere Mengen des Zwiebelsaftes zu verzehren. Keine Sorge: Er schmeckt erstaunlich lecker!

Schwarzer-Rettich-Hustensaft

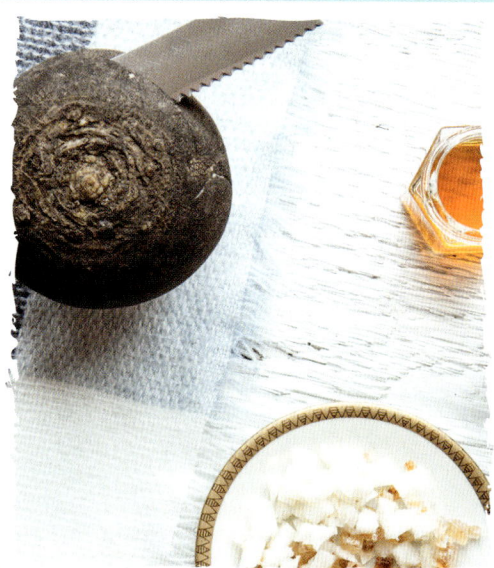

Der Schwarze Rettich ist ein altbewährtes Hausmittel gegen Husten. Obwohl er nicht ganz so bekannt ist wie der Zwiebelsaft, hat er vor allem wegen seines tollen Geschmacks viele Freunde! Schwarzer Rettich ist während der Erkältungszeit, im Herbst und Winter, auf vielen Märkten und oft auch im Supermarkt zu finden. Um dieses tolle Hausmittel gegen Husten in einer größeren Menge, also für Anwendungen über mehrere Tage, zu erhalten, sollte man gleich mehrere Knollen kaufen.

Der frisch zubereitete Hustensaft kann bei schleimigem Husten mehrmals täglich verabreicht werden. Auch hier gilt wieder: Wie oft ihr einen Teelöffel davon einnehmen wollt, könnt ihr individuell entscheiden. Die hohe Zuckerdosis solltest du bedenken.

So einfach geht's – Schritt für Schritt

1. Du schneidest die Rübe an der Blatt- bzw. Oberseite auf, sodass du einen Deckel abnehmen kannst.
2. Dann höhlst du die Knolle aus, d.h. du kratzt das Fruchtfleisch heraus und stichst an der Unterseite der Knolle ein Loch, dort, wo die Wurzel ansetzt.
3. Danach befüllst die leere Knolle abwechselnd mit Kandiszucker und den ausgekratzten Fruchtfleischstückchen. Du kannst auch Kristallzucker oder Honig verwenden.
4. Die gefüllte Rübe setzt du dann mit der angestochenen Wurzelseite nach unten auf ein Glas und lässt sie dort einige Stunden ziehen.
5. Es entsteht ein Sirup, der durch das Loch an der Wurzel langsam heraustropfen kann.
6. Du kannst die Knolle auch ein zweites Mal mit ausgekratztem Fruchtfleisch und Honig befüllen; das Loch an der Unterseite musst du möglicherweise erneut öffnen, weil es verklebt ist.

Altersempfehlungen bei Hustensäften

Natürlich sind alle genannten Hustensäfte für Kinder geeignet. Sie enthalten jedoch viel Zucker bzw. Honig. Du musst abwägen, ob du deinem Kind in dem Alter, in dem es sich momentanen befindet, Zucker geben möchtest bzw. ob dein Kind schon Honig essen darf. Hier gibt es sehr unterschiedliche Meinungen. Jeder darf individuell für sich das beste Rezept auswählen oder über die Zeit verändern und weiterentwickeln.

Der Zucker im Hustensaft hat aber auch seine Berechtigung, denn auch handelsübliche Hustensäfte enthalten meist Zucker oder Süßstoff. Diese legen sich im Rachen um die Hustenrezeptoren an den Schleimhäuten und lindern auf diese Weise auch den Hustenreiz.

Tee

Zwiebeltee – die zuckerarme Alternative zum Hustensaft

Hast du Bedenken wegen des hohen Zuckergehalts oder ist dein Kind jünger als ein Jahr, kannst du statt Zwiebelhustensaft **Zwiebeltee** kochen: Er ist ebenso ein bewährter Schleimlöser und schmeckt besser, als man erwartet! Da Zwiebel von Natur aus viel Zucker enthält, finden die meisten Kinder Zwiebeltee überraschend lecker.

So einfach geht's – Schritt für Schritt

1. Eine Zwiebel kleinschneiden, etwa 5 Minuten in einem halben Liter Wasser auskochen, abseihen und nach dem Abkühlen bei Bedarf mit Honig süßen.

2. Du könntest auch Süßholz und/oder etwas Thymian mitkochen, das macht den Tee richtig lecker und unterstützt die schleimlösende Wirkung!

3. Kleinkindern den Tee löffelweise geben, Große dürfen 2–3 Tassen täglich trinken.

> **Für wissbegierige Kinder**
>
> *Aus Süßholz wird der Ausgangsstoff für die Herstellung von Lakritz gewonnen. Es schmeckt lecker süßlich und wirkt auswurffördernd, schleimverflüssigend und schleimlösend. Außerdem wurde eine antibakterielle Wirkung nachgewiesen. Süßholz darf daher bei jedem Hustentee dabei sein!*

Kräutertee – wohltuend bei Erkältungen

Eine Tasse Tee, über den Tag verteilt getrunken, kann schon bei kleinen Kindern Husten merklich lindern. Dazu kann man aus vielen regionalen, traditionellen Teekräutern wählen.

Thymian und sein wilder, milderer Bruder, der Quendel, sind bewährte, wärmende Heilkräuter bei Erkältungen. Sie enthalten ätherische Öle und wirken entkrampfend und entspannend auf die Bronchien. Das ist besonders hilfreich, wenn der Husten trocken und hart klingt und dein Kind das Bedürfnis hat, sich zu wärmen. Thymian kann aber nicht nur trockenen Husten produktiver machen – bei feuchtem Husten wird der Schleim verflüssigt und kann dann leichter abtransportiert werden. Er kann also begleitend bei allen Formen von Husten getrunken werden. Meist trinken Kinder den süßlichen Thymiantee gerne, du kannst aber auch etwas Süßholz mitkochen, um ihn noch schmackhafter zu machen und die Wirkung zu unterstützen. Auch ein Löffelchen Honig im abgekühlten Tee schmeckt hervorragend und ergänzt die Wirkung.

 Kinder-mögen-Hausmittel-Tipp

In der Traditionellen Europäischen Medizin (TEM) werden dem Thymian wärmende Eigenschaften zugesprochen. Wenn dein Kind Fieber hat oder sich ganz heiß anfühlt bzw. über Hitze klagt, ist Thymian nicht das richtige Hustenkraut.

Wenn du kein wärmendes Kraut verwenden willst, versuch beispielsweise:
Eibisch, Käsepappel, Huflattich, Spitzwegerich.

Es gibt sehr viele Kräuter, deren Inhaltsstoffe Husten, Schnupfen & Co positiv beeinflussen können. Frag im Reformhaus nach einer passenden Mischung für Kinder oder probiert einfach mal, was sich für euch intuitiv richtig und gut anfühlt! Wenn dein Kind den Geschmack eines Krautes stark ablehnt, könnte es sein, dass die Wirkung in der momentanen Situation auch nicht erwünscht ist. Die Intuition der Kinder ist noch ganz unverfälscht. Vertrau auf dein Kind.

Kinder-mögen-Hausmittel-Tipp

Kräutertees müssen nicht heiß getrunken werden! Wenn dein Kind kalte Getränke lieber mag, kannst du diesen Wunsch einfach erfüllen und trotzdem in den Genuss der Heilwirkung der Kräuter kommen. Wenn es nicht schnell genug gehen kann, lasst gemeinsam ein paar Eiswürfel hineinplumpsen und beobachtet, wie schnell sie im heißen Tee verschwinden!

Warme Husten-Helfer auf Brust und Rücken

Traditionelle Methoden, um Husten zu lindern, sind warme Anwendungen und Einreibungen auf der Brust. Die zugeführte Wärme sorgt für gute Durchblutung im Brustbereich und bringt Entspannung. Kleine Kinder lehnen Hustensaft und Tee oft ab. In diesem Fall sind äußerliche Anwendungen eine wunderbar wohltuende Alternative!

Die Grundidee ist allen gemeinsam: Das Anwendungsmaterial wird angewärmt und mit einem gewärmten Baumwolltuch und einem engen Hemd um die Brust fixiert. Zusätzlich zu der entspannenden Wärme wirken die verschiedenen Zusatzstoffe, also beispielsweise Öl, Bienenwachs und Kohl, denn diese sind traditionell bekannt für ihre gute Wirkung bei entzündlichen Erkrankungen und Husten.

Kinder-mögen-Hausmittel-Tipp

Jede der genannten Anwendungen ist wirkungsvoll. Es bleibt eurer persönlichen Präferenz überlassen, welche davon ihr ausprobiert. Jedes Kind hat andere Bedürfnisse und Vorlieben. Mit jeder Erkrankung lernst du dein Kind besser kennen, und ihr könnt immer wieder ausprobieren und experimentieren, welche Anwendung sich für euch besonders gut anfühlt. Egal welche Zusätze du verwendest, es gilt immer: Deinem Kind muss die Anwendung angenehm sein. Lehnt dein Kind eine Methode ab, so greife zu einer anderen.

Warmer Ölwickel

Der Ölwickel – in Österreich auch häufig „Schmalzfleck" genannt – ist eine bewährte Anwendung bei Husten. Diese warme Auflage wird dem Hustenkind auf die Brust gelegt. Die zugeführte Wärme entspannt bei bellendem, trockenem Husten wunderbar. Das Öl dringt in den Körper ein und hilft, den

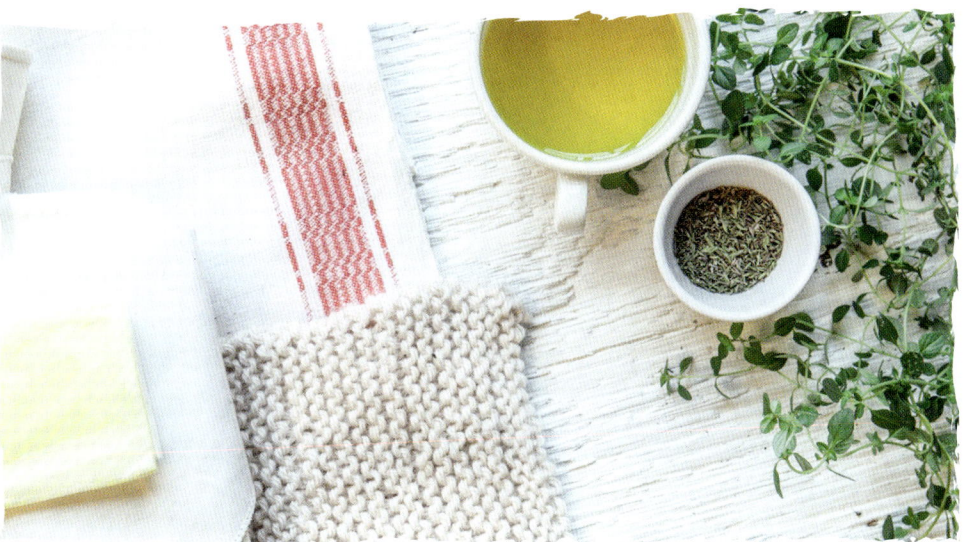

Schleim zu verflüssigen. So kann trockener Husten produktiver werden und harter, bellender Husten wird gelindert.

Du kannst alle biologisch hergestellten Ölsorten, die du als Salatöl zu Hause hast, für den Ölfleck verwenden. Wenn du Thymian- oder Lavendel-Auszugsöle bereits selbst hergestellt hast, eignen diese sich wunderbar. Das früher häufig verwendete Schweineschmalz ist heute weniger beliebt, sein Geruch ist doch sehr eigen. In ländlichen Gegenden war Schweineschmalz jedoch traditionell leicht und günstig verfügbar, daher auch der weit verbreitete Name „Schmalzfleck".

Vorbereitung

- Bereite ein Baumwolltuch vor, das Ölflecken bekommen und behalten darf. Es sollte ungefähr so groß sein wie der Brustkorb deines Kindes. Alte Schmusewindeln oder Stoffreste aus Leinen oder Baumwolle können auch auf die passende Größe zurechtgeschnitten werden.
- Leg das Tuch z. B. auf eine Wärmeflasche oder den Heizkörper, um es vorzuwärmen.
- Zieh deinem Kind ein enges Unterhemd an und schieb es zum Hals hoch.
- Bereite ein möglichst zusatzfreies, biologisches Pflanzenöl vor. Nimm einfach das Salatöl, das du zu Hause vorrätig hast. Wenn du nach dem Rezept in Kapitel 12 („Mazerate") aus Thymian ein Auszugsöl zubereitet hast, kannst du es für den Ölwickel verwenden. Es wirkt toll bei Husten!

So einfach geht's – Schritt für Schritt

1. Erwärme das Baumwolltuch auf einer gefüllten Wärmeflasche und verteile das Öl auf dem Stoff. Es verläuft und verteilt sich durch die Wärme von selbst.
2. Das mit Öl getränkte, warme Baumwolltuch wird dann auf Brust und/oder Rücken aufgelegt.

3. Anschließend das enge Hemdchen/Unterhemd drüberziehen, um den Ölfleck zu fixieren.

4. Zusätzlich könntest du über das Unterhemd etwas Heilwolle, ein Wolltuch oder ein warmes Kirschkernkissen als weitere Wickelschicht dazulegen. Oft lehnen Kinder allzu dicke „Wickelpakete" aber ab. Das warme Tuch und das Öl allein sind dann genug. Respektiere den Wunsch deines Kindes.

5. Während der Anwendung solltet ihr für weitere Wärme sorgen: Ein warmer Pulli oder ein Wollhemdchen drüberziehen, im Bett bleiben, mit dem Ölfleck schlafen legen.

> **Gut zu wissen!**
> **Ätherische Öle niemals pur verwenden**
>
> *Möchtest du das ätherische Öl des Thymians für dein Kind verwenden, dann achte beim Kauf auf den Zusatz „Linalool". Dies ist die genaue Bezeichnung des Chemotyps und der Nachweis, dass es sich um den milden Zitronenthymian handelt. Er ist auch für Kinder gut verträglich. Verwende das ätherische Öl trotzdem niemals pur. Für Einreibungen, Ölwickel oder Massagen wird 1 Tropfen des ätherischen Öls mit reichlich Pflanzenöl vermengt.*

Sanfte Massage mit Thymian-Auszugsöl

Bevor du einen warmen Wickel um Brust und Rücken anwendest, kannst du dein Kind mit selbst ausgezogenem Thymianöl massieren und auf Brust und Rücken einreiben.

Thymianöl wird wie alle anderen Auszugsöle gewonnen, indem du getrocknete, saubere Blätter von biologisch gezogenem Thymian in Pflanzenöl ausziehst. Die genaue Herstellung wird auf S. 216 (▶ Kapitel 12, „Mazerate") erklärt.

So eine Streichelmassage ist auch eine schöne Alternative zum Ölwickel. Du kannst deinem Kind direkt die Haut mit Öl einreiben und anschließend

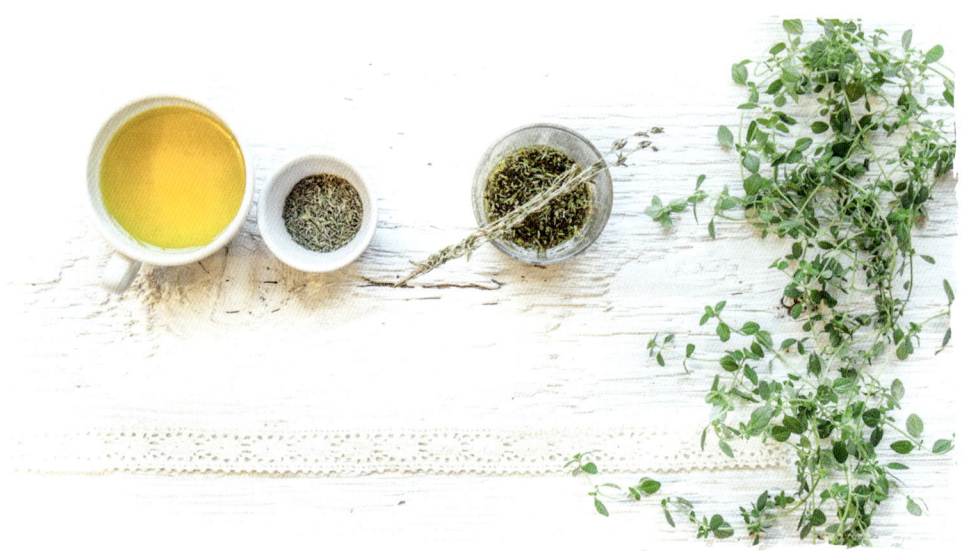

das gewärmte Tuch darüber legen. Das ziehen viele Kinder vor. Klar, so eine Streicheleinheit ist immer schön!

 Kinder-mögen-Hausmittel-Tipp

Achte darauf, dass deine Hände warm sind. Dann wird die Massage als wohlig und angenehm empfunden!

Wie hält ein Brustwickel?

Eine häufige Frage bei Brustwickeln ist: Wie hält das Wickelpaket am Oberkörper meines Kindes? Am einfachsten ist, du ziehst deinem Kind ein wirklich enges Unterhemd oder einen Body an, aus dem es bereits herauswächst.

Auch der abgeschnittene Bund einer Strumpfhose kann wertvolle Dienste leisten: Schneide einfach die Beine ab; der dehnbare „Schlauch", also der Hosenbund, kann gut über einen Brustwickel gezogen werden und ihn somit fixieren.

Wenn du gerne strickst, könntest du auch ein Rechteck aus rechten Maschen stricken, das den Brustumfang deines Kindes hat, wenn du es an der offenen Seite zu einem Schlauch zusammennähst. Ich selber habe leider kein großes Talent für Handarbeiten, doch diese Wollschläuche, die eigentlich wie ganz einfache Stirnbänder zu stricken sind, habe ich immer geschafft. Sie wärmen wunderbar die Brust des Hustenkindes, und da sie sehr dehnbar sind, eignen sie sich hervorragend, um den Brutwickel zu fixieren.

Bienenwachswickel

Es gibt im Fachhandel speziell zubereitete Bienenwachsplatten für Wickel. Hier wird natürliche Baumwolle in flüssigem Wachs getränkt. Dadurch schmiegen sich die Wachsplatten gut an den Körper an und können mehrmals verwendet werden. Die Wachsplatten unterstützen die Produktion von körpereigener Wärme und dein Kind profitiert von den heilsamen Bestandteilen des natürlichen Bienenwachses. Hartnäckiger Husten, der nach Wärme verlangt, kann auf diese Weise positiv beeinflusst werden.

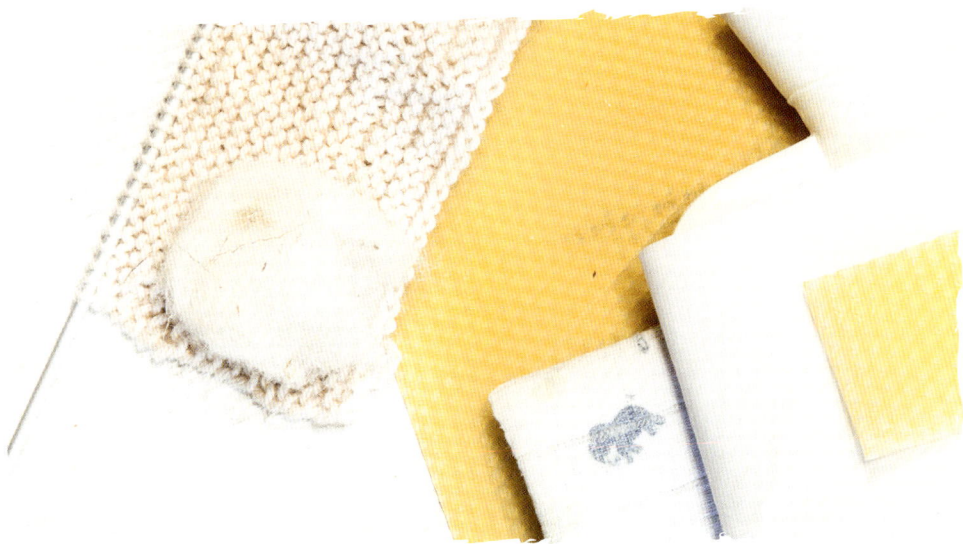

So einfach geht's

Die Bienenwachsplatten auf ein Baumwolltuch legen und am besten mit dem Fön vorsichtig erwärmen. Nachdem du die Temperatur mit der Innenseite deines Handgelenkes kontrolliert hast, kannst du das Wachstuch bzw. die Wachstücher auf Brust und/oder Rücken auflegen.

Kohlwickel

Etwas einfacher verfügbar als Bienenwachsplatten, weil gerade in der Erkältungszeit in jedem Supermarkt erhältlich, sind Kohl und Weißkraut. Kohl stimuliert das Immunsystem und leitet Entzündungsstoffe aus.

So einfach geht's – Schritt für Schritt

1. Entferne den festen Strunk von einem sauberen Kohl- oder Krautblatt.

2. Die Blätter sollten kurz gequetscht und gewärmt werden, bevor ihr sie als Wickelzutat verwendet. Zum Beispiel indem du mit einem Bügeleisen kurz darüberbügelst oder mit einem Glas darüberrollst. Achte jedenfalls auf eine feste, nicht saugfähige Unterlage, sonst geht der Pflanzensaft verloren.

3. Du könntest das Blatt auch weichklopfen und dann auf eine heiße Wärmeflasche legen, um es zu wärmen bevor du es deinem Kind anbietest.

4. Durch das Aufbrechen der Blattadern kann der gesunde Pflanzensaft austreten und auf diese Weise von der Haut aufgenommen werden.

5. Die Kohlblätter können auf Brust und/oder Rücken des hustenden Kindes aufgelegt und mit einem warmen Tuch und einem engen Hemd fixiert werden.

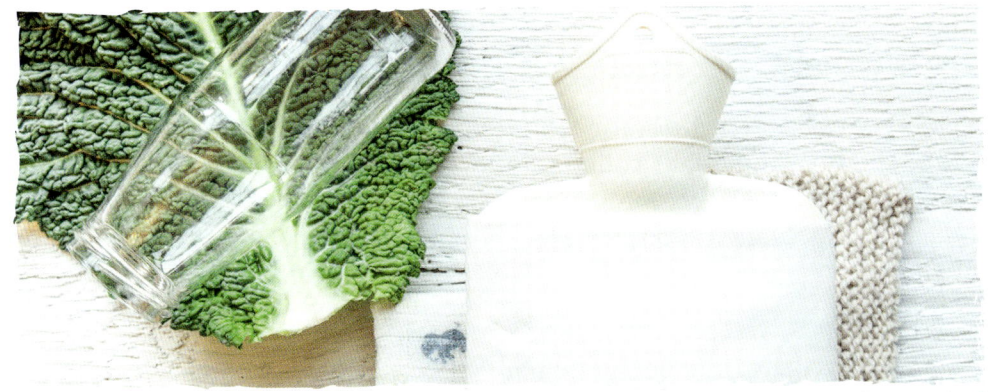

 Kinder-mögen-Hausmittel-Tipp

Wirkungsvolle Hustenhausmittel, besonders Brusteinreibungen oder Brustwickel, lassen sich toll in eine Geschichte verpacken! Die wunderbare Fähigkeit der Haut, Wirkstoffe von außen nach innen zu transportieren, kann in ein Märchen verwandelt werden.

Wenn es dir nicht so leichtfällt, Geschichten zu erfinden, kannst du hier Anregungen finden:

Kleine Öltröpfchen (bzw. tapfere Ritter/mutige Prinzessinnen), die sich auf eine Reise ins Innere des Körpers machen, wo sie den zähen, klebrigen Schleim verflüssigen, um die Lunge – das Schloss – zu befreien, sind eine gute Grundlage, um zu starten. Je nach Interessen des Kindes kann die positive Figur der Geschichte (die Anwendung/das Öl) eine Waffe oder ein Zaubertrank, ein Zaubermittel oder der Befreier sein, mit dem der zähe Schleim, der die schöne Burg/das Schloss, also die Lunge, verklebt, aufgelöst wird. Auch hier gilt wieder: Du kennst dein Kind am besten. Feenstaub, Dinosaurier, Urzeitwesen und Weltraumraketen können ebenso zu wunderbaren Geschichten verwoben werden.

Ob deine Geschichte druckreif ist oder nicht – deine Kinder werden deine Bemühungen zu schätzen wissen und eure persönliche Hustengeschichte lieben!

Altersempfehlung

Verzichte auf großflächige, warme Wickel auf Brust und Rücken, wenn dein Kind fiebert. Zusätzliche Wärmezufuhr ist dann nicht immer von Vorteil. Bei Kindern unter einem Jahr sollten großflächige Eingriffe in den Temperaturhaushalt, also auch warme Wickel, unterbleiben. Mit kleineren Auflagen oder warmen Ölmassagen können aber auch schon Säuglinge unterstützt werden.

Wann ist ärztliche Hilfe bei Husten nötig?

Um zu unterscheiden, ob dein Kind ärztlich behandelt werden soll oder die häusliche Pflege ausreicht, hilft dir, wie immer, dein Bauchgefühl. Du darfst darauf vertrauen.

Klar besorgniserregende Symptome wie Atemnot, eingeatmete Fremdkörper, schrilles Schreien oder hohes Fieber über mehrere Tage sind immer ein Grund, deine Ärztin aufzusuchen. Oft klingt der Husten der Kinder in den Ohren verunsicherter Eltern besonders schlimm. Im Zweifelsfall: Lass dein Kind bei deiner Ärztin abhören. Besprich offen, ob häusliche Pflege und Naturheilkunde weiterhin ausreichen.

Anwendungsdauer

Warme Wickel können verbleiben, so lange sie sich warm anfühlen, auch über mehrere Stunden. Wenn dein Kind das Wickelpaket aber abnehmen will, dann hat auch eine kürzere Anwendungsdauer bereits einen Impuls gebracht.

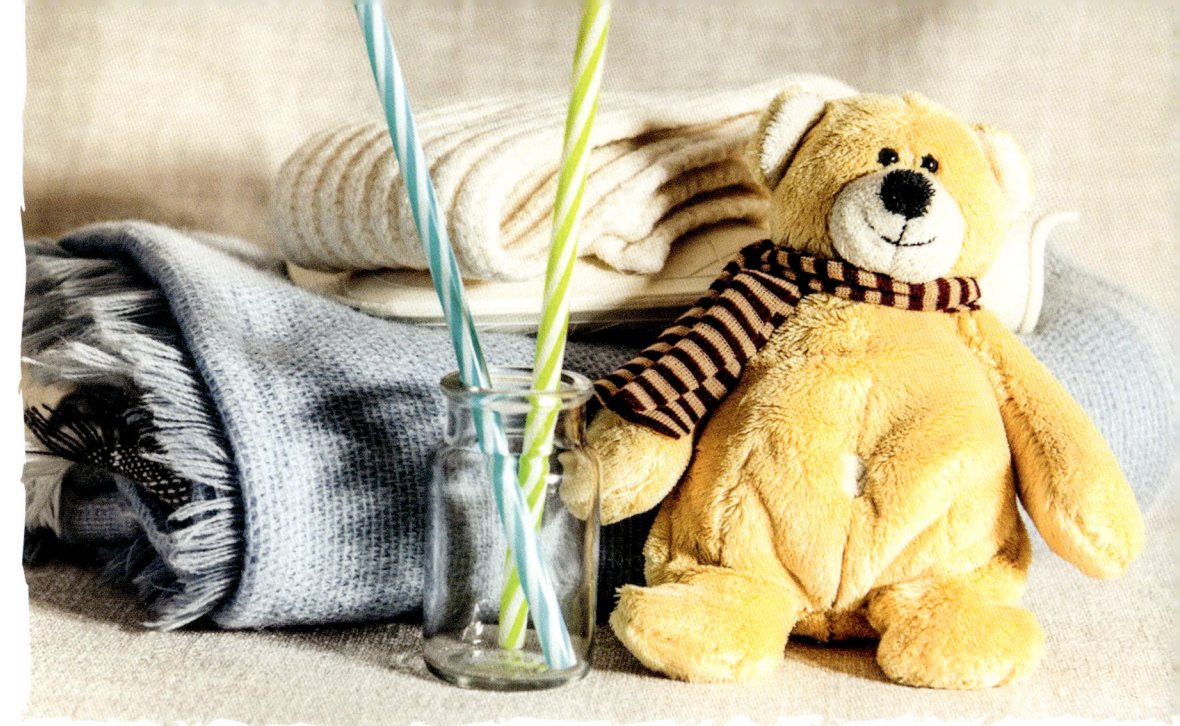

HALSSCHMERZEN

Der Allgemeinzustand von kleinen Kindern leidet meist sehr, wenn Hals oder Mund schmerzen. Auch weil das Essen und Trinken dann oft schwerfällt, weh tut oder die Nahrung einfach nicht schmecken mag. Begegne deinem Kind mit viel Verständnis für diese unangenehme Situation. Es zur Nahrungsaufnahme zu drängen, bringt meist nicht viel.

Keine Sorge, Kinder halten ein paar Tage Nahrungskarenz gut aus. Getränke werden meist akzeptiert. Wenn dein Kind aber auch nicht trinken mag, versuch jedenfalls, es dazu zu überreden, oder such eine Ärztin auf. Oft hilft es aber schon, ein Lieblingsgetränk anzubieten oder für die Wunschtemperatur zu sorgen. Verlangt dein Kind nach kühlen Getränken, spricht auch nichts gegen Eiswürfel oder selbstgemachtes Eis aus Saft oder Obst. Die kühlen Speisen oder Säfte lindern die Schmerzen meist rasch. Wenn du Zweifel hast, ob dein Kind

Halsschmerzen hat, weil es sich noch nicht deutlich äußern kann oder weil es nicht gut zuordnen kann, woher das Unwohlsein kommt, hilft verlässlich auch ein Blick in den Rachen. Kontaktiere im Zweifelsfall deine Ärztin.

 Kinder-mögen-Hausmittel-Tipp

Um im Krankheitsfall einen geröteten Hals erkennen zu können, hilft dir das Vergleichsbild des gesunden Halses. Schau dir also bei passender Gelegenheit, wenn dein Kind gesund und guter Laune ist, seinen Hals bzw. Rachen an. Dann erkennst du Rötungen und Beläge im Krankheitsfall schneller.

Klassische Wickel

Halswickel

Ein vielfach bewährter Hausmittel-Klassiker!

Diese äußerliche Anwendung hat sich über viele Generationen bewährt und hilft wunderbar bei allen entzündlichen Erkrankungen im Hals- und Rachenbereich. Und ist eine tolle Möglichkeit, um Halsschmerzen zu lindern, wenn dein Kind noch nicht gurgeln kann oder den Geschmack von Tee nicht mag.

Einen Halswickel kann man mit vielen unterschiedlichen **Zusätzen** zubereiten. Am einfachsten und wirklich immer und überall verfügbar ist ein Wickel nur mit **Wasser** oder Salzwasser. Denn ein feuchtes Tuch erfüllt schon den Hauptzweck des Wickels: Durch das Auflegen von kühlen, feuchten Tüchern werden Durchblutung und Selbstheilungskräfte im schmerzenden Bereich angeregt.

In unserem Kühlschrank findet man aber auch stets **Topfen bzw. Quark,** da er in unserer Familie ein besonders geschätzter Wickelzusatz ist.

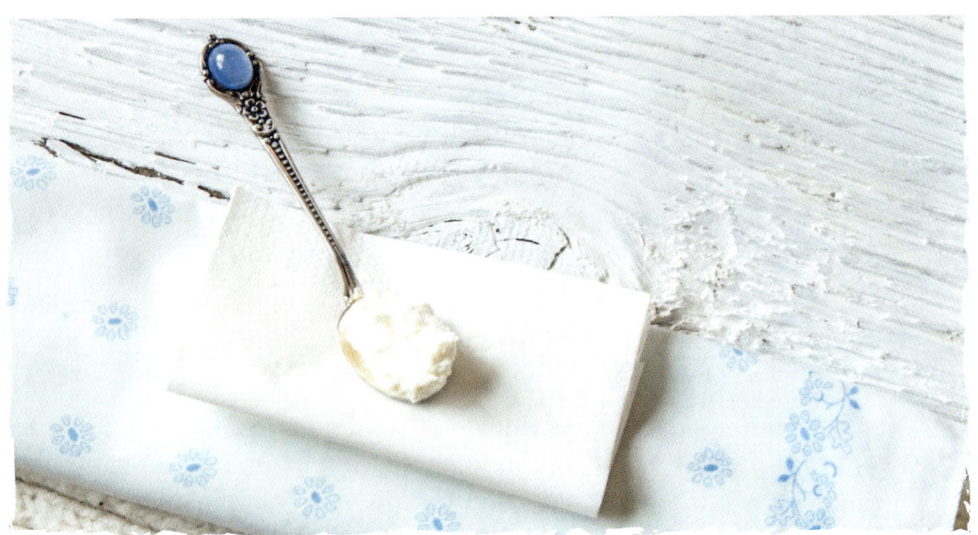

> **Gut zu wissen!**
>
> *Quark löst den sogenannten Milchsäureprozess aus, sobald er mit der Haut in Berührung kommt. Das wirkt anziehend auf Entzündungsstoffe des Körpers. Zusätzlich wird die Durchblutung in der betroffenen Halsregion angekurbelt und die Poren der Haut öffnen sich. So können Stoffwechsel- und Entzündungsprodukte abtransportiert werden.*

Wie wird's gemacht?

Wickel bestehen immer aus 3 Lagen: einem Innentuch mit dem Zusatz, hier z. B. dem Quark, einem Zwischentuch aus saugfähiger Baumwolle oder Leinen – ich verwende gerne Schmuse- bzw. Stoffwindeln oder ein Halstuch der Kinder – und noch einer wärmenden Wickelschicht außen, z. B. einem kuscheligen Wollschal als Abschluss.

Hab keinen großen Respekt vor dem Wickel! Probiere ihn einfach einmal aus. Du kannst nicht viel falsch machen, und ein schiefer Wickel ist kein Beinbruch!

> **Gut zu wissen!**
>
> *Diese Anleitung zur Bereitung eines Halswickels gilt nicht nur für einen Quarkwickel am Hals. Die Wickel-Herstellung bleibt in den Grundzügen immer gleich, egal welchen Wickelzusatz du verwendest und auf welchem Körperteil der Wickel angelegt wird.*

Vorbereitung ist bei jedem Wickel die halbe Miete!

Wie bei allen Anwendungen ist es sinnvoll, dein Kind nochmal zur Toilette zu schicken, bevor ihr startet. Bereite in Ruhe alle benötigten Materialien und ein Vorlesebuch vor. Sorge für eine angenehme, ruhige Atmosphäre: Radio, TV, Handy ausschalten, um mögliche Unterbrechungen zu verhindern und die Gelegenheit zu schaffen, diese kurze Anwendung gemeinsam zu genießen.

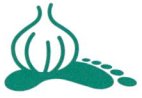

Wickel solltest du immer auf gut gewärmten Körperstellen anbringen, auch das Zimmer soll angenehm warm sein. Niemals eine kalte Anwendung auf kalter Haut! Macht vorher noch ein warmes Fußbad, um euch aufzuwärmen!

 Kinder-mögen-Hausmittel-Tipp

Lass dein Kind bei der Vorbereitung des Wickels mithelfen! Dein kompetentes Auftreten und die Überzeugung, dass der Quarkwickel die beste Medizin gegen das lästige Halsweh ist, wird auch deinem Kind Sicherheit vermitteln.

Bereite alle benötigten Dinge vor. Wenn du das Innentuch bereits an den Hals gelegt hast und nochmal wegmusst, um einen Schal zu holen, kann es sein, dass dein Kind es sich in der Zwischenzeit anders überlegt.

Quark-Halswickel

So einfach geht's – Schritt für Schritt

1. Für den Quarkwickel verwende ich gerne ein Blatt Küchenrolle, verteile den Quark darauf ca. halbzentimeterdick, und schlage die Ränder ein, sodass ein kleines Paket entsteht, aus dem später keine Brösel herausfallen können. Es sollte groß genug sein, um die Vorderseite des Halses bedecken zu können, also ca. von Ohr zu Ohr reichen. Der Nacken bleibt bei dieser kühlen Anwendung immer frei.

Kinder-mögen-Hausmittel-Tipp

Der Vorteil von Küchenpapier bzw. Küchenrolle: Du kannst nach der Anwendung die Auflage inklusive Quark rasch und sauber entsorgen. Ihr könnt natürlich aber auch ein Stofftaschentuch oder ein anderes Baumwolltuch verwenden, das du dann ausschütteln, waschen und wiederverwenden kannst!

2. Das Wickelpaket wärmen: Dazu die mit Quark bestrichene Küchenrolle kurz auf eine gefüllte Wärmeflasche, den Heizkörper oder eine andere Wärmequelle legen. So bleibt der Quark zwar feucht, ist aber leicht angewärmt und daher viel sanfter auf der Kinderhaut.

Kinder-mögen-Hausmittel-Tipp

Der Quark muss die Haut nicht berühren: Küchen- oder Stofftuch als Trägerstoff so überschlagen, dass der Quark eingepackt ist. Das verhindert, dass du dein Kind später abwaschen musst oder Brösel an der Kleidung bleiben – spart Zeit, Aufwand und Ärger.

3. Dann brauchst du das Halstuch (bzw. die Stoffwindel). Dieses faltest du so, dass es um den Hals gelegt und an den Enden verknotet werden kann.

Halsschmerzen | 73

4. Leg das Innenpaket, bestehend aus der mit Quark gefüllten Küchenrolle, nun auf das zurechtgelegte, gefaltete Tuch.

5. Leg nun den Wickel um den Hals und versuch, eher fest zu wickeln; es sollte kein Zwischenraum zwischen Wickel und Haut entstehen. Natürlich musst du hier bei der Anwendung am Hals besonders vorsichtig sein. Frag dein Kind, was ihm angenehm ist.

6. Zum Fixieren und Wärmen könnte auch noch ein Wollschal darüber getragen werden – falls dein Kind das dicke Wickelpaket nicht ablehnt.

 Kinder-mögen-Hausmittel-Tipp

Bevor du das feuchte Wickelpaket an den Hals deines Kindes legst, kündige ehrlich und offen an, dass der erste Kontakt mit dem Quarkwickel überraschend kühl und feucht sein kann. Wenn Kinder hier übergangen werden, lehnen sie den Wickel oft strikt ab. Sei ehrlich und empathisch. Vielleicht probierst du es gleichzeitig aus? Oder dein Kind erspürt erst einmal mit der Innenseite des Handgelenkes die Temperatur, die nicht zu kalt sein soll, weil man am Hals besonders kälteempfindlich ist.

Anwendungsdauer

Nach etwa 15–20 Minuten kannst du den Wickel entfernen und den Hals gegebenenfalls vorsichtig abtrocknen. Im Anschluss fühlt es sich gut an, einen Seidenschal oder ein weiches Tuch zum Nachwärmen um den Hals zu legen. Vielleicht schafft ihr es, auch noch ein bisschen auf dem Sofa zu kuscheln. Nachwärmen und nachruhen unterstützen die Selbstheilungsarbeit des Körpers.

Kinder-mögen-Hausmittel-Tipp

Du kannst eine etwas längere Anwendungsdauer erreichen, indem du dir Zeit nimmst und deinem Kind mit einer schönen Geschichte, einem Hörspiel oder einem Kartenspiel die Zeit vertreibst. Auch die Dauer einer Folge der Lieblingsserie ist ein gutes Maß für die Anwendungszeit! Bei uns lautet die Abmachung stets: So lange, wie eine Folge der Lieblingsserie dauert, soll der Wickel am Hals bleiben.

Gut zu wissen

Der Effekt des Wickels entsteht zu einem Großteil durch die Temperatur und die Feuchtigkeit. Daher reicht es oftmals aus, ein feuchtes Tuch zu verwenden. So kann man, auch ohne Quark vorrätig zu haben – etwa im Urlaub – Halswickel anlegen. Der Quark löst zusätzlich den Milchsäureprozess aus: Die feuchte Wärme öffnet die Hautporen, die Milchsäure reizt die Haut, und die Durchblutung wird angekurbelt. Anschließend werden die Entzündungsstoffe vom Quark aufgesaugt und dadurch aus dem Körper abtransportiert. Deshalb achte auch darauf, dass der kleine Patient genug trinkt, denn der Körper bracht Flüssigkeit, um die Abbauprodukte auszuscheiden!

Vorsicht!

Bei einer Allergie auf Milcheiweiß (nicht Laktose!) oder starker Neurodermitis reagieren manche Kinder sehr sensibel auf den Kontakt mit Quark. Weiche dann auf Wickel nur mit Wasser oder Salzwasser aus. Auch auf offene Wunden sollte kein Quark gelegt werden!

Die Frage nach der Temperatur und der Anwendungsdauer

Wickelart	Kühler, temperierter Wickel
Temperaturwahl	• Akute, plötzlich auftretende Beschwerden • Wenn das Gefühl von Hitze und Stauung beschrieben wird • Wenn der kleine Patient nach einer kühlen Anwendung verlangt Beispielsweise: Halsschmerzen, Verstauchung, Tennisarm, aber auch Sonnenbrand und Insektenstiche
TIPP	Der Quark für einen „kalten" Wickel darf niemals kühlschrankkalt verwendet werden; er sollte besser „temperierter" Wickel heißen! Auch Zimmertemperatur fühlt sich auf der Haut sehr kalt an, vor allem bei Kindern – daher immer erwärmen, z. B. indem du die bestrichene Küchenrolle in deinen Händen wärmst oder kurz auf eine Wärmequelle legst. Die feuchte Konsistenz von Quark löst ein Kältegefühl aus, auch wenn er auf wenige Grad unter Körpertemperatur erwärmt wurde.
Anwendungsdauer	• Bis zu ca. 20 Minuten • Oder: So lange, bis der Quark bröselig und warm wird • Oder: Bis dein Kind den Wunsch äußert, den Wickel abzunehmen Wiederholung nach etwa 1 Stunde möglich, wenn die Anwendung angenehm war. Wichtig nach jedem Halswickel ist: nachruhen!

Achte immer auf die Reaktion des Kindes: Wenn genug ist, ist genug. Egal wie lange der Wickel am Hals war.

Wickelart	Warmer Wickel
Temperatur-wahl	- Bereits länger bestehende Beschwerden
- Wenn die Beschwerden als krampfartig, verspannt und verhärtet empfunden werden

Beispielsweise: trockener, bellender Husten, Nackenverspannungen, länger bestehende Halsschmerzen und Heiserkeit |
| TIPP | Ein warmer Quarkwickel sollte um ein paar Grad wärmer sein als die aktuelle Körpertemperatur, bevor er dem kleinen Patienten umgelegt wird. Dazu kann das bestrichene Küchenpapier auf eine Wärmeflasche oder den Heizkörper gelegt werden.
Es erweist sich als unpraktisch, den Wickel über Nacht anzuwenden. Meist verrutscht das Paket und die dadurch feuchte Kleidung lässt das Kind auskühlen und frösteln. Das sollte nicht passieren. Besser also etwas kürzer anwenden und das Kind während der Anwendungszeit nicht alleine lassen. |
| Anwendungs-dauer | Kann am Körper bleiben, solange er sich warm anfühlt – auch mehrere Stunden. |

 Kinder-mögen-Hausmittel-Tipp

Über diesen Temperatur-Faustregeln steht noch eine andere, goldene Regel, die du unbedingt beachten solltest: Gemacht wird, wonach der Patient sich sehnt! Wenn also trotz des akuten Auftretens und des stark geröteten Halses dein Kind nach einem warmen Wickel verlangt: Probiert es aus!

Für wissbegierige Kinder

Wenn dein Kind sich schon dafür interessiert, warum du die Anwendung so machst, wie du sie machst, wenn es tausend Fragen gibt, warum du auf die Idee kommst, den leckeren Quark aus der Küche nun äußerlich zu verwenden, dann kannst du mit einfachen Worten in etwa Folgendes erklären:

Deine Haut hat die wunderbare Fähigkeit, Temperatur zu empfinden und zu leiten und auch Stoffe von außen nach innen zu transportieren. Sie kann daher einerseits die Wirkstoffe der Wickelzusätze aufnehmen, reagiert aber auch auf die Veränderung der Temperatur. Nach der Reizphase, in der sich durch das kalte Wasser die Blutgefäße zusammenziehen, weil sie einen Wärmeverlust stoppen wollen, folgt die Reaktionsphase: Die Durchblutung wird erhöht, krankheitsabbauende Prozesse kommen in Bewegung, die Fresszellen des Immunsystems werden aktiviert. Durch die Körperwärme hat sich das Wickeltuch erwärmt. Dies öffnet die Hautporen, und dein Körper kann Abfallprodukte ausscheiden.

Kinder-mögen-Hausmittel-Tipp

Frag dein Kind, ob es das Bedürfnis hat, sich zu wärmen, oder ob es beispielsweise eher Lust auf ein kühles Getränk hat. Dies gibt dir eine Richtung vor. Und wenn ihr eine Temperaturwahl getroffen und ausprobiert habt und es war leider doch nicht so angenehm wie erwartet, ist es nie zu spät, einfach auch noch die andere Variante zu testen. Auch hier gilt: Ein falscher Wickel ist kein Beinbruch!

Weitere Wickel-Möglichkeiten bei Halsschmerzen

Salzwickel

Salzwasser kann ebenso als Zutat für einen Wickel verwendet werden. Die ausführliche Beschreibung, Erklärungen zur Herstellung eines Wickels und seiner Wirkweise im Allgemeinen findest du oben beim Quarkwickel (▶ S. 73). Nach der gleichen Vorgehensweise kannst du das Innentuch, statt es mit Quark zu bestreichen, auch in Salzwasser tränken.

So einfach geht's – Schritt für Schritt

1. Lauwarmes Wasser mit einigen Löffeln Salz anreichern.
2. Baumwolltuch in Salzwasser tauchen und wieder gut ausdrücken.
3. An den Hals anlegen, ca. von einem Ohr zum anderen, die Wirbelsäule bleibt frei.
4. Mit einem trockenen Tuch überlappend abdecken.
5. Wollschal darüberwickeln, nachwärmen und ausruhen.
6. Den Wickel nach ca. 10–20 Minuten entfernen und, falls gewünscht, nach etwa einer Stunde Pause einen weiteren kühlen Wickel anlegen.

Berücksichtige bei der Temperaturwahl die allgemeine Konstitution deines Kindes. Schließlich empfindet jeder Mensch Temperaturen ein bisschen anders. Ist dein Kind hitzig und immer warm? Oder eher zart und hat immer kalte Hände und Füße? Stimme die Temperatur individuell darauf ab. Lauwarm kann für jeden Menschen anders sein. Im Zweifelsfall bei Kindern keine zu starken Kältereize setzen!

Zitronenwickel

Zitronenwickel sind traditionell vorwiegend in Südeuropa weit verbreitet. Dazu gibt man etwas Zitronensaft in das Wasser, das die innerste Lage des Wickels durchtränkt. Leider bekommt man bei uns sehr selten wirklich natürlich gewachsene Zitronen zu kaufen. Pflanzenschutzmittel und die hohe Konzentration der Zitronensäure lösen bei manchen Kindern jedoch unangenehme Hautreaktionen aus. Hast du aber weder Salz noch Quark zur Verfügung oder bist im Urlaub und es wächst ein naturbelassener Zitronenbaum im Garten, so probier diese Wickelvariante aus.

Wasserwickel

Auch Wasser allein ist ein Heilmittel. Lass das Salz einfach weg und leg den Wickel, wie oben beschrieben, um den kratzenden Hals. Der Kältereiz und die provozierte Reizreaktion, also die stärkere Durchblutung der Halsregion, bringen rasch Erleichterung. Vergiss nicht, den Hals nach dem Abnehmen des Wickels nachzuwärmen. Dein Kind sollte während der Anwendung auch unbedingt warme Füße haben und sich in einem warmen Raum aufhalten.

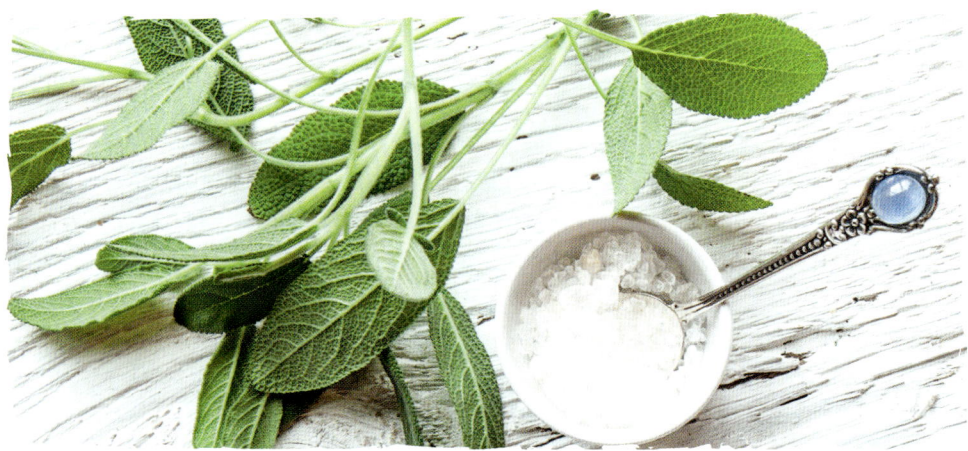

Salbei, Salz und Honig

Salbei ist ein sehr bekanntes und verbreitetes Hilfsmittel bei Halsschmerzen und Entzündungen im Mund. Seine antimikrobielle, entzündungshemmende, zusammenziehende Wirkung wird seit Jahrhunderten geschätzt und ist heute auch wissenschaftlich gut belegt. Bei Halsschmerzen und Entzündungen in Mund und Rachen kannst du aus vielen Anwendungsmöglichkeiten wählen: ein frisches Blatt vom Salbeistrauch im Garten oder der Fensterbank pflücken und kauen, Tee trinken oder den Mund spülen und gurgeln.

Je nach dem Alter deines Kindes könnt ihr unterschiedliche **Anwendungsmöglichkeiten** probieren:

Schon die ganz Kleinen können von der Wirkung des Salbeis bei **Rachenentzündungen, Bläschen im Mund** und **Zahnungsschmerzen** profitieren: Tauche ein sauberes Baumwolltuch in kühlen Salbeitee und lass dein Kleinkind darauf kauen und lutschen. Das gibt deinem Kind das beruhigende Gefühl, sich selber Erleichterung verschaffen zu können, und der kühle Salbeitee erleichtert die Schmerzen. Es wird nicht empfohlen, Kindern unter einem Jahr größere Mengen Kräutertee als Getränk anzubieten. Die hier geschilderte Variante ist jedoch eine ausgezeichnete Möglichkeit, die Wirkung des Salbeis trotzdem zu nutzen!

Ab einem Alter von ca. **vier bis fünf Jahren** können viele Kinder den Tee (mit etwas Übung) gurgeln. Klappt es mit dem Gurgeln noch nicht so ganz, dann könnt ihr den Mund ausspülen und natürlich auch kleine Schlucke trinken, falls dein Kind den Tee mag.

Ältere Kinder und Erwachsene lieben es, Salbeibonbons zu lutschen. Der Vorteil: Sie schmecken schön süß und lindern die Beschwerden rasch, denn der ausgetrocknete und kratzende Hals profitiert von der angeregten Speichelproduktion beim Bonbonlutschen.

Salbei-Hustenbonbons

Was du dafür brauchst, hast du vielleicht sogar zu Hause:

- **Bio-Rohrzucker** oder jeden anderen Zucker, den du zu Hause hast und gerne verwendest (eine kleine Handvoll Zucker ergibt ca. 20 Bonbons; falls du einen größeren Vorrat zubereiten möchtest, nimm ca. 100 g Zucker – das reicht dann für eine längere Erkältungssaison)

- 2–3 Esslöffel hochwertigen **Bio-Honig** (das ist ein gutes Mischverhältnis für eine Handvoll Zucker; bei größeren Mengen Zucker gib noch ein paar Löffelchen Honig dazu, damit die Bonbons schön weich werden)

- getrockneten **Salbei** aus deinem Garten oder biologische Teeware aus der Drogerie (Salbei hilft bei trockenem Husten und Reizhusten, außerdem wirkt er hervorragend gegen Halsschmerzen)

- wenn gewünscht, gib auch **Zitronensaft** hinzu (Zitronensaft wirkt desinfizierend, schmeckt gut und enthält Vitamin C, macht die Bonbons allerdings noch etwas weicher)

- **Küchengeräte:** Messer oder Mörser, eine beschichtete Pfanne, Kochlöffel, Backpapier, Puderzucker

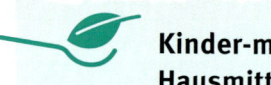

Kinder-mögen-Hausmittel-Tipp

Als entzündungshemmendes Heilmittel wurde Honig schon in der Antike eingesetzt. Er kann äußerlich bei Wunden, aber natürlich auch innerlich hilfreich sein. Bei einer Halsentzündung kann man über den Tag verteilt Honig lutschen oder ihn zu Halsbonbons hinzufügen. Das verhindert die Vermehrung von Bakterien und hilft der wunden Schleimhaut dabei, rasch abzuheilen. Doch Honig allein ergibt noch keine Bonbons, die gelutscht werden können. Kühlt der im Honig enthaltene Zucker jedoch ab, macht er die Bonbons fester und sorgt für die passende Konsistenz eurer Bonbons.

Variante: Wenn gewünscht, gib zusätzlich getrockneten **Dost** hinzu. Der indianische Wasserdost unterstützt allgemein bei Erkältungen, Schnupfen und Halsweh und schmeckt lecker; es ist daher nicht verkehrt, ihn beizumischen.

Variante bei Husten: getrockneten **Thymian statt Salbei** verwenden. Thymian ist ein bewährter Schleimlöser, macht Husten produktiv und erleichtert damit das Abhusten.

Gut zu wissen!

Ist der Hals befeuchtet, wird der Hustenreiz abgeschwächt. Ebenso hilft der in den Bonbons enthaltene Zucker – er legt sich über die Hustenrezeptoren und stillt somit den Hustenreiz für eine Weile.

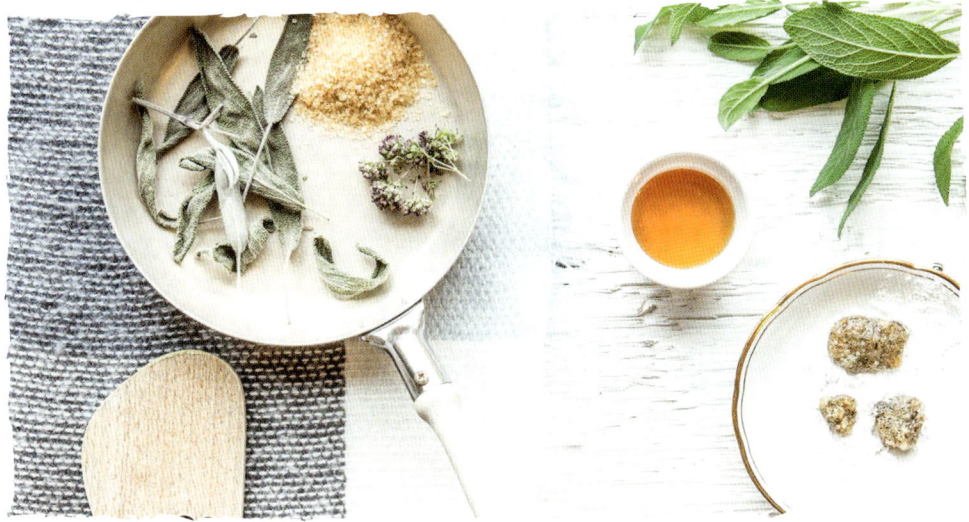

So einfach geht's – Schritt für Schritt

1. Den Zucker in die beschichtete Pfanne geben und langsam **karamellisieren. Vorsicht:** Erst dauert es lange und man denkt: „Da passiert nichts!" Plötzlich schmilzt der Zucker aber sehr rasch. Ich gebe dann den **Honig** dazu und schalte die Herdplatte bereits aus. Die Restwärme der Pfanne reicht, um den rasch schmelzenden Honig mit der Zuckermasse zu vermengen und die gehackten bzw. gemörserten **Kräuter** unterzurühren. Der Honig sollte nicht zu stark erhitzt werden.

2. Die Zucker-Kräuter-Masse kannst du nun mit einem **Löffel** entnehmen und auf das vorbereitete **Backpapier** auftropfen. **Vorsicht:** Bitte berühre die Zuckermasse nicht, sie ist extrem heiß! Ist es dennoch passiert, die betroffene Stelle rasch mit kaltem Wasser kühlen und im ▶ Kapitel „Verbrennungen und Sonnenbrand" (S. 160) nachlesen, was bei Verbrennungen getan werden kann!

3. Die Tropfen – also die zukünftigen Bonbons – werden natürlich nicht ganz gleichmäßig, also nicht wie Bonbons aus der Fabrik aussehen. Das macht nichts. Sie müssen keinen Schönheitswettbewerb gewinnen. Wenn du sie als gleichmäßige Kugeln anbieten willst, kannst du sie während des Auskühlens, also wenn sie noch ein bisschen weich sind, zu **Kugeln** drehen. Es hilft, wenn du die Finger dazu mit Wasser anfeuchtest.

4. Zum Schluss könntest du sie noch in Puderzucker oder Steviapulver wenden, damit sie beim Aufbewahren nicht so aneinanderkleben. Wenn du sie kühl lagerst, ist das aber nicht unbedingt nötig.

Kinder-mögen-Hausmittel-Tipp

Um den Topf und das benötigte Geschirr anschließend vom erstarrten Zucker zu reinigen, fülle heißes Wasser aus dem Wasserkocher ein. Das löst den fest gewordenen Zucker rasch wieder auf.

Salzwasser-Gurgellösung

Das Gurgeln mit einer Salzlösung erleben viele als angenehm lindernd bei Halsschmerzen, weil es das kratzende, trockene Gefühl verscheucht und die entzündeten Schleimhäute beruhigt. Salz regt die Durchblutung an, desinfiziert und reinigt – ein tolles Gesamtpaket bei Halsschmerzen.

So einfach geht's

Ein Glas mit lauwarmem Wasser befüllen, einen kleinen Teelöffel Salz einrühren und immer wieder Mund, Rachen und Hals damit spülen und gurgeln.

 Kinder-mögen-Hausmittel-Tipp

Ein großes Plus der Salzlösung sind auch die einfache Herstellung und die schnelle Verfügbarkeit. Auch im Urlaub, auf einer abgelegenen Almhütte oder im Ferienhaus findet man immer einen Salzstreuer, dessen Inhalt sich nutzen lässt. Schön, wenn man sich in allen Lebenslagen selber helfen kann.

Altersempfehlung

Vor dem Schulalter können die wenigsten Kinder gurgeln. Salzwasser sollte aber nicht geschluckt werden. Biete es daher nur Kindern an, die verlässlich gurgeln können. Die Salzlösung kann nicht, wie bei Salbeitee beschrieben, aus einem Tuch gelutscht werden.

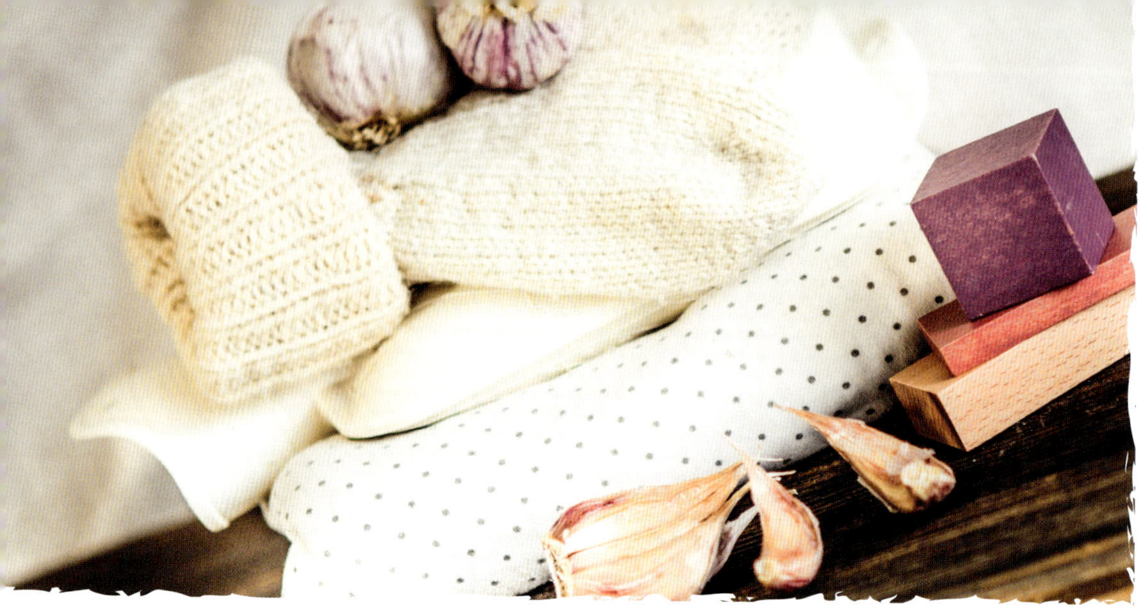

OHRENSCHMERZEN

Klagt dein Kind über Schmerzen im Ohr, bietet die Erfahrungsmedizin viele Möglichkeiten zur Unterstützung. Dabei können die Gründe für Ohrenschmerzen ganz verschieden sein, aber auch die Intensität des Schmerzes wird von Kind zu Kind sehr unterschiedlich wahrgenommen. Ohrenschmerzen entstehen auch oft begleitend bei starkem, festsitzendem Schnupfen; der Druck von innen kann sehr unangenehm sein.

 Kinder-mögen-Hausmittel-Tipp

Viele Kinder haben in den ersten Jahren ihrer Kindheit ein wiederkehrendes Gesundheitsthema. Manche neigen zu wiederkehrenden Ohrenschmerzen. Du lernst dein Kind immer besser kennen, je älter es wird. Sind die Ohren euer Thema, so wirst du mit der Zeit immer besser einschätzen können, was dein Kind braucht und was ihm hilft.

Erste Hilfe zu Hause

Die Palette der Hausmittel ist bei Ohrenschmerzen besonders vielfältig – wohl deshalb, weil dieser Schmerz seit jeher als besonders schlimm empfunden wurde. Speziell bei Kindern eignen sich jedoch nicht alle Hausmittel gleichermaßen gut.

> **Vorsicht!**
>
> *Vermeide Hausmittelrezepte, bei deren Anwendung selbstgemischte Flüssigkeiten oder Öle ins Ohr eingetropft werden sollen! Fremde Stoffe in das ohnehin schon schmerzende Ohr einzubringen, kann vor allem bei kleinen Kindern die Situation noch verschlimmern. Außerdem verkompliziert es die Diagnose deiner Ärztin, wenn nicht klar ist, welche Flüssigkeiten sich im Ohr befinden.*

Bei leichten Schmerzen

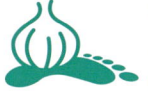

Die ersten Maßnahmen, wenn dein Kind über Druck und Schmerzen im Ohr klagt, sind: Wärme durch Kirschkernkissen, Rotlichtlampe, Kuscheln, ein warmes Tuch auflegen oder aber Engelwurzbalsam außen um das Ohr herum streichen. Besonders bewährt haben sich auch die beiden in diesem Kapitel beschriebenen Anwendungen: Zwiebelohrpäckchen (▶ S. 88) und Lavendelwolle (▶ S. 91). Außerdem tun die 3 Allrounder auch hier sehr gut!

Wenn die Schmerzen stark sind

Auch wenn man keine Freundin von vorschnellen Medikamentengaben ist, sollte man hier an Schmerzmittel denken. Die meisten Schmerzmittel für Kinder enthalten auch entzündungshemmende Wirkstoffe und können damit eine eventuell beginnende Ohrentzündung bereits in ihren Anfängen abfangen. Zusätzlich kannst du, wenn dein Kind das möchte, alle unter „leichte Schmerzen" genannten Anwendungen machen. Respektiere aber auch, wenn dein Kind im Moment gar nicht berührt werden mag!

 Kinder-mögen-Hausmittel-Tipp

Wenn unsere Kleinen leiden, erscheint die Zeit, bis das Schmerzmittel wirkt, wie eine Ewigkeit. Das vorsichtige Auflegen warmer Hände, Tragen, Trösten sowie ein warmes Kirschkernkissen und viel gutes Zureden helfen, die Zeit zu überbrücken.

Danach gilt es, dein Kind genau zu beobachten: Bei Kindern über zwei Jahren, wenn nur ein Ohr weh tut, wenn kein Fieber vorhanden ist, wenn das Schmerzmittel gut anschlägt, aus dem Ohr keine Flüssigkeit fließt und – selbstverständlich – wenn dein Kind ansonsten einen guten Allgemeinzustand hat, kannst du abwarten. Oft reicht die Schmerzbekämpfung, gepaart mit einem Hausmittel, und bald ist es wieder gut, denn die Selbstheilungskräfte des Kinderkörpers werden mit leichten Entzündungen oft selber fertig.

Bestehen Zweifel oder hat dein Kind über mehrere Tage immer wieder Schmerzen und auch Fieber oder läuft Flüssigkeit aus dem Ohr, lass dein Kind von eurer Ärztin untersuchen.

Ohrpäckchen mit Zwiebel oder Knoblauch

Die entzündungshemmende Wirkung der Zwiebel findet in Form von Zwiebelohrpäckchen breite Verwendung. Diese Anwendung wird auch von vielen Ärzten empfohlen, denn sie wirkt sehr verlässlich. Doch nicht nur Zwiebel, auch Knoblauch kann dafür verwendet werden. Nimm einfach, was du zu Hause hast oder was euch sympathischer erscheint.

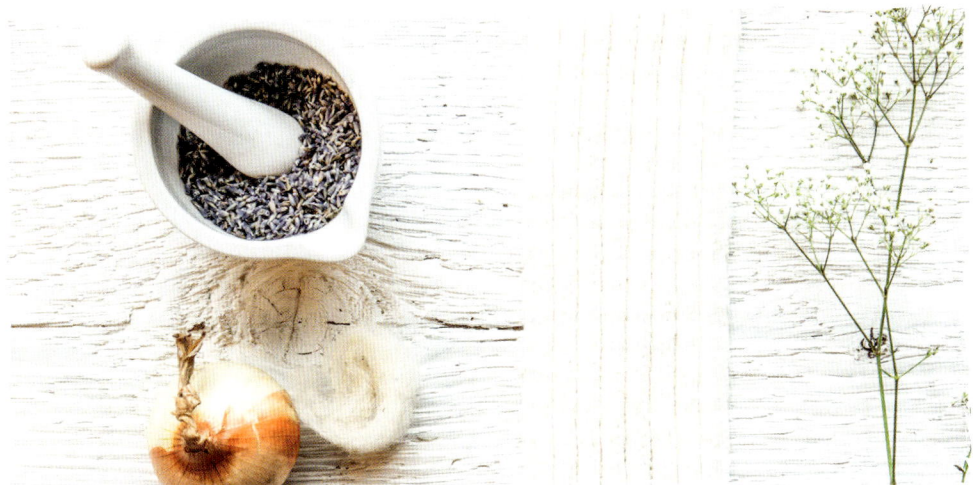

So einfach geht's – Schritt für Schritt

1. Eine ca. halbzentimeterdicke, rohe Zwiebelscheibe oder eine halbe Knoblauchzehe vorbereiten und anwärmen, indem du sie kurz auf die Heizung oder eine heiße Wärmflasche legst. Mütze oder Stirnband bereitlegen, nach Bedarf auch Heilwolle und ätherisches Lavendelöl bereitstellen.

2. Die beiden Hälften eines großen Abschminkpads auseinanderziehen.

3. Die gewärmte Zwiebelscheibe einlegen – keine gehackte Zwiebel, sonst fallen einzelne Stücke leicht heraus.

4. Dann das Wattepad an den Rändern wieder verschließen, indem du die Wattehälften aneinanderdrückst.

5. Das Päckchen außen an das betroffene Ohr legen, eventuell etwas wärmende Heilwolle dazugeben.

6. Mit Mütze oder Stirnband fixieren.

Variante: In die Mitte eines Stofftaschentuchs eine Zwiebelscheibe legen und daraus ein Päckchen formen. Oder etwas Zwiebel in Heilwolle packen und an das Ohr legen.

Bedenke!

Zwiebel so nah an Nase und Augen zu verwenden, ist bei Kindern nicht ganz so einfach. Aber die tolle Wirkung überzeugt! Bitte nimm Rücksicht darauf, wenn dein Kind sensibel auf die scharfen Öle der Zwiebel reagiert. Um die Schärfe etwas abzumildern, gib etwas Creme oder ein pflegendes Öl außen an das Ohr. 1 Tropfen ätherisches Lavendelöl unterstützt die Anwendung und wird ihren Geruch sympathischer machen.

Kinder-mögen-Hausmittel-Tipp

Bei kleinen Kindern unter 3 Jahren – aber auch später, wenn die Anwendung nicht beliebt ist – kannst du dieses Hausmittel abends in der ersten Tiefschlafphase vorsichtig anwenden, ohne das Kind zu wecken: Zwiebelpäckchen aufs Ohr, Mütze drüber, fertig. Sind die Augen geschlossen, können sie nicht durch die Zwiebel gereizt werden.

Für wissbegierige Kinder
„Wie kommt meine Mama auf die lustige Idee, mir Zwiebel auf die Ohren zu legen?"

Erkläre dem neugierigen Kindergarten- oder Schulkind, dass die ätherischen Öle die wunderbare Fähigkeit haben, die Entzündung im Ohr abheilen zu lassen. Der Zwiebelduft kann ins Ohr hineinwandern, sich ausbreiten und somit direkt dorthin gelangen, wo die schmerzende Stelle ist. Dadurch kann er rasch Erleichterung bringen. Auch ganz Kleine mögen es, wenn wir unser Tun mit Worten begleiten. Auch wenn du das Gefühl hast, dass dein Kind noch nicht versteht, was du erklärst – deine vertraute, sichere Stimme schafft Vertrauen.

Wenn dein Kind sich vehement wehrt, lade es ein, diese neue Idee auszuprobieren, aber überrumple oder zwinge es nicht. Anwendungen müssen vor allem angenehm sein. Probier diesmal einfach eine andere Anwendung aus!

Lavendel-Heilwolle am Ohr

Heilwolle, also unbehandelte Schafwolle, ist eine Anschaffung wert, denn diese Rohwolle findet bei vielen unterschiedlichen Erkrankungen Verwendung. Viele Drogerien und Reformhäuser führen dieses Naturprodukt in ihrem Sortiment. Sie dient als wärmende Wickelschicht, bei gerötetem Popo und natürlich als kleiner, wärmender Wollbausch im Ohr, wenn wir erkältet sind. Zusätzlich nutzen wir beim Lavendelpäckchen am Ohr die entzündungshemmende, beruhigende Wirkung des Lavendels.

 Kinder-mögen-Hausmittel-Tipp

Kinder, die wiederholt zu Ohrenschmerzen neigen, können auch im Alltag immer wieder einen kleinen Bausch Heilwolle im Ohr tragen. Erwachsene profitieren ebenfalls von etwas Lavendelwolle im Ohr, wenn eine Erkältung in den Stirn- und Nebenhöhlen festsitzt.

So einfach geht's

Reiß etwas Wolle aus dem großen Ballen ab, forme sie zu einer Kugel und gib 1 Tropfen 100 % biologisches, ätherisches Lavendelöl darauf. Leg die Wollkugel vorsichtig in das Ohr – bitte nicht drücken und keinesfalls in den Gehörgang einbringen.

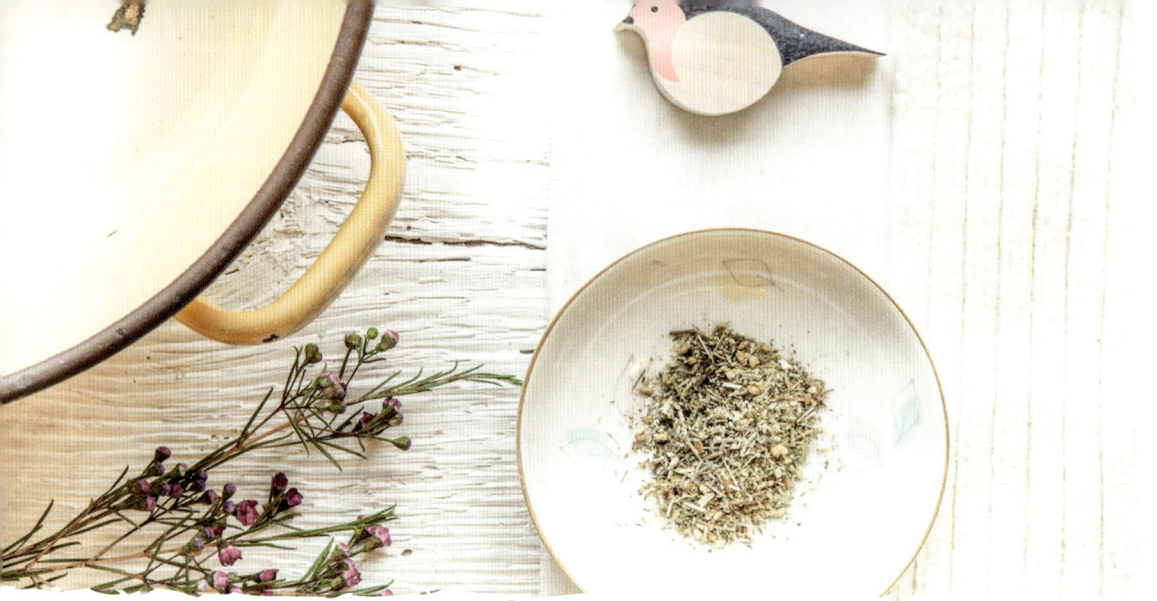

ENTZÜNDUNGEN DER HARNWEGE

Die Ursachen für Schmerzen, Brennen und Unwohlsein beim Harnlassen sind vielfältig. Egal ob bei einer Erkältung, durch Viren, Bakterien oder Pilze ausgelöst – seit Generation werden viele Hausmittel weitergegeben, um diese lästige und schmerzhafte Erkrankung zu kurieren oder schon bei den ersten Anzeichen abzuwenden. Kennen die Kinder bzw. die Erwachsenen die Symptome bereits von vorangegangenen Erkrankungen, können sie frühzeitig Bescheid geben, wenn etwas im Anmarsch ist.

Erste Hilfe: Viel trinken!

Erste Anzeichen für eine Entzündung der Harnwege sind häufiger Harndrang und Brennen beim Wasserlassen. In diesem Stadium kann man meist sehr gut mit Hausmitteln unterstützen. Die Anwendung der 3 Allrounder aus ▶ Kapitel 2 (S. 23) bewährt sich hier immer.

> **Vorsicht!**
>
> *Sollte dein Kind hohes Fieber bekommen und die Beschwerden bestehen weiter oder verschlimmern sich sogar, frag bitte deine Ärztin um Rat! Auch wenn dein Kind medikamentös behandelt wird, kannst du weiterhin mit sanften Hausmitteln unterstützen!*

Wenn du dein Kind bei den ersten Symptomen sofort dazu anregst, besonders viel zu trinken, könnt ihr die Bakterien vielleicht gleich wieder ausspülen.

Besonders gut geeignet sind Wasser, Tee oder Cranberrysaft. Auch andere rote Säfte aus Vitamin-C-haltigen Beeren wie Himbeer-, Brombeer-, Heidelbeer- oder Johannisbeersaft können helfen. Außerdem gibt es einige Kräutertees, die speziell für Nieren- und Blasenbeschwerden zusammengestellt wurden. Meist enthalten sie folgende Pflanzen in unterschiedlichen Zusammensetzungen: Bärentraubenblätter, Ackerschachtelhalm, Brennnessel, Thymian, Schafgarbe, Goldrute und Birkenblätter. Frag in deiner Apotheke nach einer Mischung oder verwende vorerst einmal den Tee, den du zu Hause hast. Viel trinken ist die erste Hilfe!

> **Kinder-mögen-Hausmittel-Tipp**
>
> *Vielleicht bietest du das Getränk mit einem hübschen Cocktailschirm oder einem tollen Strohhalm an, das macht mehr Lust aufs Trinken!*

Auf warme Füße achten

Es ist nachgewiesen, dass das Auskühlen der Füße reflektorisch auf den Körper und daher auch auf weit entfernte Schleimhäute wirkt. Diese können ihre Abwehrarbeit dann nicht in vollem Umfang leisten. Bakterien und Viren können somit leichter eindringen. Wärme ist ein zentrales Thema bei Blasenentzündungen. Ein warmes Unterhemd, ein Wollpullover, der auch den unteren Rücken, also die Nierengegend, wärmt, und warme Socken sind unverzichtbar. Das wusste schon Hildegard von Bingen, und auch in der traditionellen chinesischen Medizin gilt Wärme zur Nierenstärkung als essenziell. Aber auch viele Extra-Kuscheleinheiten und ein warmes Nest als Krankenbett unterstützen vor allem die Kleinsten ganzheitlich beim raschen Genesen.

Kräuterabkochungen für Sitzbäder

In Wasser ausgezogene Wirkstoffe aus Kräutern können rasch Erleichterung bringen. Bei einem Sitzbad in diesem Kräutersud kommen die Pflanzenstoffe direkt an den Ort des Geschehens.

So einfach geht's – Schritt für Schritt

1. Du übergießt ca. eine Handvoll Heublumen und/oder Schafgarbe, die du in jeder Apotheke, in gut sortierten Drogerien oder Bioläden kaufen kannst, mit etwa 2 Liter kochendem Wasser und lässt sie ca. 10 Minuten ziehen.

2. Nach dem Abseihen kannst du den entstandenen Absud als Badezusatz für ein Fuß- oder ein Sitzbad verwenden.

3. Dazu bereite eine Wanne mit angenehm warmem Badewasser vor und vermische es mit dem Sud. Dein Kind kann dann ca. 5–10 Minuten baden.

4. Achte darauf, dass das Badezimmer gut beheizt ist und dein Kind auch nach dem Sitzbad nicht friert.

5. Unbedingt warme Socken anziehen und vielleicht im Bett oder auf dem Sofa nachwärmen!

Salzsocken

Auch Salzsocken sind eine wunderbare Art, um die Füße gut zu wärmen – vor allem dann, wenn Zwiebeln sehr unbeliebt sind. Das Salz sorgt für eine angeregte Durchblutung und Entgiftung. Mit warmen Salzsocken lassen sich drohende Infekte oft über Nacht vertreiben.

So einfach geht's – Schritt für Schritt

1. Socken in heißes Salzwasser tauchen, gut auswringen und die feuchten, warmen Socken über die nackten Füße ziehen. Darüber noch eine trockene und wärmende Sockenschicht, vielleicht sogar aus Wolle, und außen nach Bedarf ein Handtuch darüberschlagen.

2. Mit diesem Wickelpaket muss man natürlich ins Bett oder auf das Sofa unter eine Decke. Die warmen Salzsocken wirken wunderbar entspannend und fördern Schlaf und Genesung. Du kannst sie daher auch zum Einschlafen anziehen – bitte überprüfe aber, ob die Füße warm bleiben. Auskühlen wäre kontraproduktiv.

3. Nach einiger Zeit – je nach Bedürfnis auch nach ein paar Stunden – die Socken ausziehen und nachwärmen.

Hände auflegen, streicheln, wärmen, halten

Reibe deine Hände fest aneinander, sodass die Handflächen schön warm werden, und leg sie deinem Kind auf den unteren Rücken. Versuche, sie einige Minuten sanft auf der Nierengegend ruhen zu lassen. Jede Berührung gibt Wärme, Geborgenheit und entspannt. Du kannst dir dabei auch vorstellen, wie deine Kraft und heilende Energie auf dein Kind übertragen wird. Wenn es dir schwerfällt, dir das vorzustellen, dann konzentriere dich eher auf die Tatsache, dass Berührung Oxytocin freisetzt und durch dieses Hormon das Immunsystem deines Kindes stimuliert wird. Egal, was deine Beweggründe und Gedanken sind – genieße die Nähe und Wärme, die du deinem Kind ganz konzentriert schenkst.

 Kinder-mögen-Hausmittel-Tipp

Falls die kleine Patientin zu jung oder zu quirlig ist, um wachliegend die warmen Hände der Eltern zu genießen, kannst du auch dein schlafendes Kind auf diese Weise stärken.

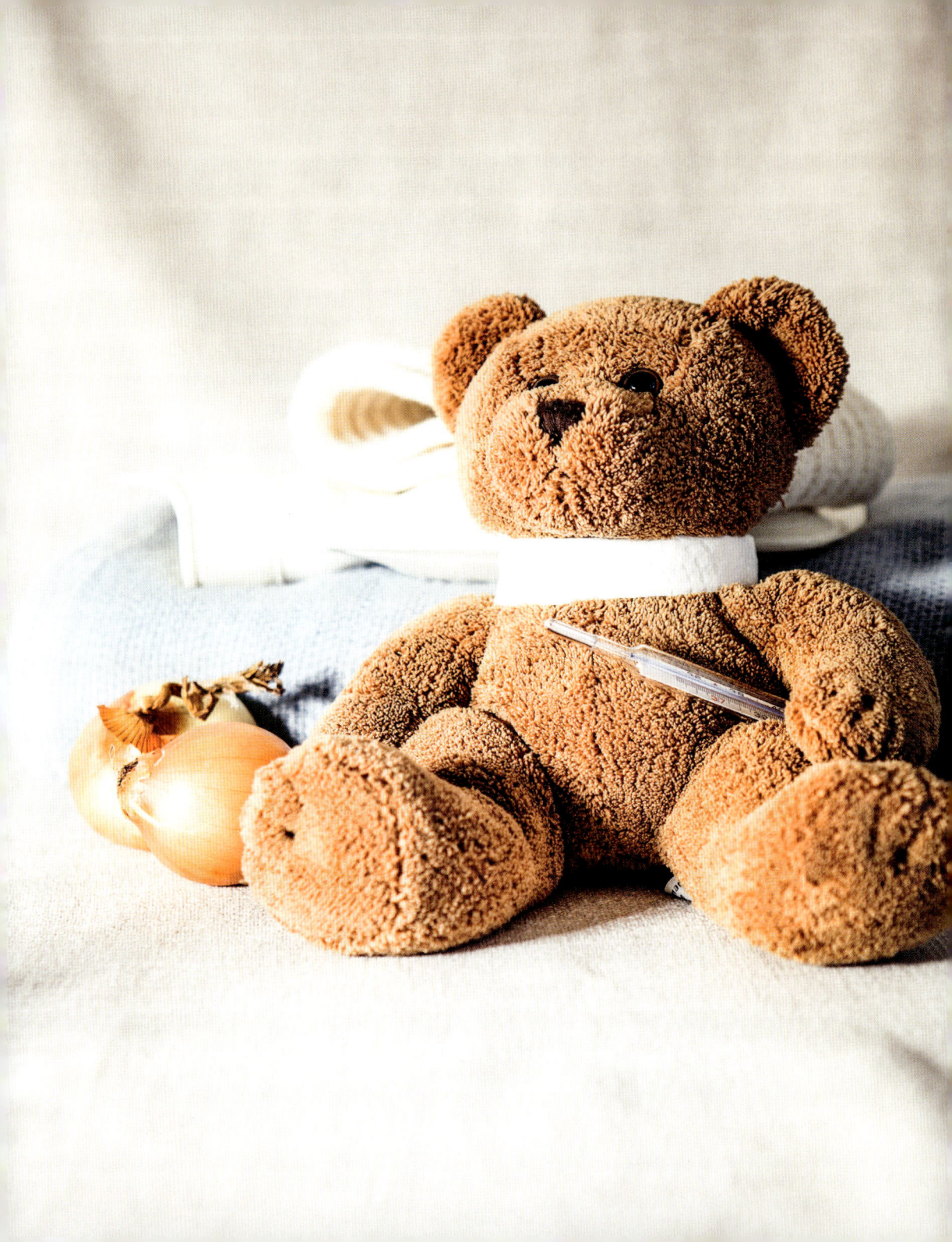

4. Fieber

Was ist Fieber und wie entsteht es?

Fieber ist eine wunderbar ausgeklügelte Methode des Körpers, um sich selber zu heilen. Doch leider fühlen wir uns meist richtig schlecht, wenn der Körper diese Selbstheilung vollbringt. Daher ist Fieber mit viel Verunsicherung und auch Angst verbunden. Da man Unsicherheit am besten mit Information begegnet, widmet sich dieses Kapitel sehr ausführlich allerlei Wissenswertem rund um das Fieber.

Bei Fieber erhöht sich die Körpertemperatur um wenige Grade. Die hohe Temperatur verhindert, dass sich Viren oder Bakterien im Körper ausbreiten; das Immunsystem wird aktiviert, die Selbstheilung läuft auf Hochtouren.

Kinder-mögen-Hausmittel-Tipp
Durch die Bewältigung einer Erkrankung lernt das Immunsystem deines Kindes dazu, jede Zelle speichert diese Erfahrung – das sogenannte erworbene Immunsystem wird gebildet. Wenn wir unseren Kindern erlauben, Fieber zu entwickeln, tragen wir zur Ausbildung der spezifischen Immunabwehr bei.

Da die Kinder bei erhöhter Körpertemperatur meist abgeschlagen, matt und müde sind, geraten viele Eltern in Panik. Schließlich erleben sie ihre sonst quirligen, aufgeweckten Kinder vielleicht zum ersten Mal in diesem außergewöhnlichen Zustand.

Doch Kinder bekommen häufiger Fieber oder erhöhte Temperatur als Erwachsene und tolerieren diesen Zustand auch viel besser. Wir Großen fühlen uns meist sehr, sehr schlecht, wenn wir fiebern – das liegt mitunter aber auch daran, dass wir uns in dem Zustand auch noch ins Büro schleppen, die Kinder versorgen und einfach keine Ruhe geben (können)!

Für wissbegierige Kinder

Wenn dein Kind durch die körperlichen Vorgänge verunsichert wird, erkläre ihm, dass Fieber kein Feind, sondern ein Freund ist. Es wird nicht von Krankheitserregern ausgelöst, wie manchmal fälschlich angenommen wird, sondern ist eine vom Körper ausgelöste Abwehrmaßnahme, um den Eindringlingen das Leben schwer bzw. unmöglich zu machen. Damit hilft es uns dabei, schneller gesund zu werden.

Du kannst deinem Kind auch erzählen, dass die Körpertemperatur vom ältesten, also weisesten Teil des Gehirns gesteuert wird. Dieser Teil weiß genau, welche Temperatur er braucht, um die Eindringlinge plattzumachen. Infekte heilen dadurch rascher aus, und der kluge Körper merkt sich das Bild des Feindes. Beim nächsten Mal, wenn die gleichen Erreger einen Angriff planen, sind unsere „Abwehrtruppen" vorbereitet.

Selbstfürsorge

Auch für Erwachsene gilt: Wenn du dir vergegenwärtigst, wie perfekt der Körper die Abwehrarbeit leistet, schaffst du es bestimmt, ruhiger zu bleiben, wenn dein Kind fiebert. Schon damit hilfst du. Dein Optimismus und deine Ruhe gehen auf dein Kind über.

FIEBER VERLÄUFT IN PHASEN

Fieberanstieg

Die Kinder frösteln und haben das Bedürfnis, sich zu wärmen. Der Organismus ist damit beschäftigt, die Temperatur zu erhöhen. Manchmal reagiert der Körper mit Schüttelfrost, denn durch die Muskelkontraktionen wird Wärme erzeugt. Die Kinder haben in dieser Phase auch kalte Hände und Füße, manche klagen über Schwindel, wollen sich zurückziehen und bitten um eine warme Decke oder ein warmes Getränk.

In dieser Phase kannst du dein Kind am besten unterstützen, indem du …

… diesen Wünschen nachkommst oder aktiv Wärme anbietest. Kuscheln und gemeinsam ruhen sind eine wunderbare Unterstützung. Manche Kinder erbrechen in dieser Situation auch, da der Körper die Verdauungsarbeit zugunsten der Temperaturregulierung einstellt. Unnützer Ballast wird ausgeschieden, um den Organen Ruhe zu gönnen.

 Kinder-mögen-Hausmittel-Tipp

Du kannst darauf vertrauen, dass der Körper deines ansonsten gesunden Kindes das Fieber nur so weit ansteigen lässt, bis der erforderliche Wert erreicht ist, um die Keime an der Vermehrung zu hindern und abzutöten. Ein sehr komplexes System, das vom ältesten Teil unseres Gehirns, dem Hypothalamus, gesteuert wird, sorgt gemeinsam mit Hormonen und Neurotransmittern dafür, dass die Körpertemperatur nur so weit steigt, dass der Körper sich nicht selber schadet. Bei den meisten liegt diese Temperatur bei ca. 40–41 °C.

Dieses System ist über viele Evolutionsstufen hinweg perfektioniert worden. Du kannst darauf vertrauen.

Fieber

Ist das Fieber voll entwickelt und wurde die vom Körper angestrebte Temperatur erreicht, reagieren die meisten Kinder mit Appetitlosigkeit, Schwäche und Müdigkeit. Puls und Atmung sind dann beschleunigt.

In dieser Phase kannst du dein Kind am besten unterstützen, indem du ...

... für Ruhe sorgst. Wenn dein Kind ruhig schläft, keine Schmerzen hat und nicht stark phantasiert oder über Kopfschmerzen klagt, dann ist deine aufmerksame, wohlwollende Anwesenheit das Wichtigste. Wenn dein Kind wach ist, kannst du es zum Trinken anregen, das Fasten solltest du unbedingt akzeptieren und in Schwächezuständen einfach nur unterstützend da sein. Auch eine Abschirmung von äußeren Reizen wie lärmenden Geschwistern, lauten Radios und Fernsehern, grellem Licht und Sonne ist ein wertvoller Beitrag zur Genesung.

Rückgang des Fiebers

Erkennt der Körper, dass die Arbeit getan ist, senkt der Hypothalamus die Temperatur wieder, denn auf Dauer wäre diese nicht gesund für den Organismus. Abgekühlt wird der Körper, indem er Schweiß erzeugt. Dieser kühlt die Hautoberfläche, und die Temperatur sinkt.

In dieser Phase kannst du dein Kind am besten unterstützen, indem du ...

... für ausreichend Flüssigkeitszufuhr, frische, trockene Wäsche und weiterhin für eine ruhige Atmosphäre sorgst.

Kinder-mögen-Hausmittel-Tipp

Es darf auch ein besonders geliebter Saft oder ein selbstgemachtes Eis aus Wasser und Früchten zum Trinken angeboten werden. Versuch, deinem Kind das Getränk wirklich schmackhaft zu machen! Vielleicht servierst du den Saft mit einem Cocktailschirmchen, in einem Weinglas oder mit einem schönen Strohhalm?

Früher ließ man die Kinder bei Krankheiten auch Cola oder Limonade trinken. Die Beobachtung, dass Zucker und Koffein die kleinen Patienten wacher machten, hat wohl dazu geführt, dass viele Eltern heute noch denken, dies sei eine gute Idee. Es ist jedoch zweifelhaft, dass die Gesundheit deines Kindes von dieser „Behandlung" profitiert. Dass die Kinder schlapp und müde sind, ist, wie gesagt, Teil des Fieberverlaufes. Kurzfristig bringt der zugeführte Zucker etwas Schwung in dein geschwächtes Kind, doch mild gesüßter Tee oder verdünnter Fruchtsaft sind die verträglichere Wahl, um die Flüssigkeitsaufnahme attraktiv zu machen.

Genesung und Regeneration

Nach dem Fieber kommt meist ein regenerierender Schlaf. Auch in den ersten fieberfreien Tagen fühlt man sich noch etwas schlapp und ist meist noch nicht wieder ganz bei Kräften. Schön, wenn ihr es noch ein bisschen ruhiger angehen könnt.

In dieser Phase kannst du dein Kind am besten unterstützen, indem du …

… die Schonung seiner Kräfte ermöglichst. Denn auch nach einer fieberhaften Erkrankung wäre es ratsam, sich noch ein oder zwei Tage Rekonvaleszenz zu Hause zu gönnen. Langsam kehrt der Appetit zurück, und die Kräfte erwachen wieder zum Leben. Unterhaltung wird gefordert, Spielgefährten werden vermisst und nicht selten entwickeln kleine Kinder neue Fähigkeiten, sprechen neue Worte aus oder entwickeln sich motorisch weiter.

 Kinder-mögen-Hausmittel-Tipp

Sind nach einigen Krankheitstagen alle Spiele gespielt und wird die Langeweile immer größer, dann versucht es doch mal mit „Punkteln".

Dazu braucht ihr feine Fasermaler und Küchenpapier. Dessen Muster wird mit unterschiedlichen Farben versehen. Jedes Produkt hat ein eigenes Prägemuster, das macht es abwechslungsreich. Etwa ab dem Kindergartenalter schätzen Kinder diese meditative, kreative Form des Ausmalens. Sie schenkt Gelassenheit – ein bisschen wie das Ausmalen von Mandalas. Außerdem benützen wir unsere feinmotorischen Fähigkeiten.

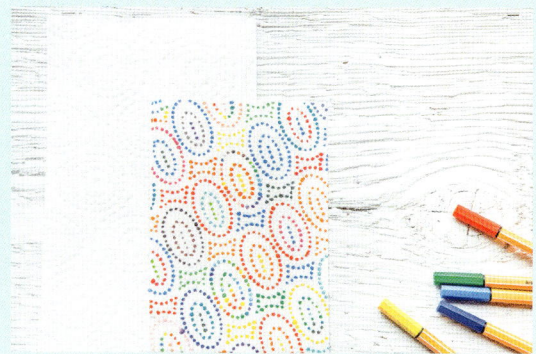

Ausnahmen bestätigen die Regel

Jedes Kind ist anders, jeder Mensch hat seine Eigenheiten. Das trifft auch auf das Verhalten während des Fiebers zu. Die oben beschriebenen Verläufe sind typisch, müssen aber natürlich nicht genau so verlaufen.

Kleine, quirlige Zwerge

Wenn dein Kind zu der Sorte Mensch gehört, die trotz Fieber noch im Trampolin springen, kannst du versuchen, es zur Ruhe zu bringen, indem du es einlädst, ruhigere Aktivitäten auszuprobieren. Denn auch wenn es selber nicht spürt, dass Ausruhen angesagt wäre – der Körper profitiert sehr davon, wenn man es etwas besonnener angehen kann. Dass dein Kind nicht schlafen mag, ist verständlich, aber vielleicht könnt ihr ein Puzzle legen, Kartenspiele spielen oder malen. Und mit der Zeit spürt dein Kind vielleicht auch, dass es guttut, wenn man dem fiebernden Körper ein bisschen Ruhe gönnt.

> **Gut zu wissen!**
>
> *Der Hauptgrund, warum man sich bei Fieber hinlegen sollte, ist der niedrigere Energieverbrauch im Liegen. Wir schonen unsere Kräfte, wenn wir uns möglichst wenig bewegen. Außerdem ist es für den Körper angenehm, wenn die Umgebungstemperatur gleichbleibt. Jede Temperaturanpassung ist sehr anstrengend für einen fiebernden Körper.*

Spezielle Situationen

Wurde dein Kind zu früh geboren, ist es chronisch krank, hat es einen Herzfehler oder andere bekannte Vorbelastungen, dann besprich dich mit deiner Ärztin. Der Umgang mit fiebrigen Erkrankungen kann in eurem Fall ein anderer sein.

Der Fieberkrampf

Eines vorweg – es ist sehr unwahrscheinlich, dass du mit deinem Kind jemals einen Fieberkrampf durchleben musst. Nur ca. 3–4 % aller Kinder haben irgendwann einen Fieberkrampf, die meisten davon auch nur einmal in ihrem Leben. In weiteren Ausnahmenfällen neigen Kinder zu wiederholten

Krämpfen. Fieberkrämpfe kommen bei Kindern in der Regel zwischen dem 1. und dem 5. Lebensjahr vor. Wenn die Eltern in ihrer Kindheit zu Krämpfen neigten, ist eine gewisse Wahrscheinlichkeit für eine Krampfneigung beim Kind gegeben. Diese sehr seltene Komplikation muss beim Thema Fieber angesprochen werden, da viele Geschichten rund um den Fieberkrampf für Unsicherheit und Ängste sorgen.

Eltern, die diese Situation erleben mussten, berichten von einem sehr einschneidenden Ereignis: Krämpfe, Zuckungen, blaue Verfärbung der Haut, Bewusstlosigkeit, Würgelaute sowie das Verdrehen der Augen können zu den sehr beunruhigenden Symptomen eines Anfalles gehören.

Die schrecklich mitanzusehenden Symptome erklären auch die Schreckensgeschichten, die sich um den Fieberkrampf ranken. Dabei ist medizinisch bestätigt, dass er für die Gesundheit des Kindes folgenlos ist. Doch auch die psychische Belastung der Eltern ist ein ernstzunehmender Folgeschaden. Daher ist es auch klug, diese Informationen im Hinterkopf zu bewahren. So kann es dir gelingen, im Akutfall ruhiger zu bleiben und Panik zu vermeiden, solltest du deinem Kind irgendwann bei einem Krampfanfall beistehen müssen.

Lange nahm man an, dass Fieberkrämpfe von zu hohem Fieber ausgelöst werden. Dies ist heute widerlegt. Richtig ist vielmehr, dass die Krämpfe von sehr raschem Fieberanstieg hervorgerufen werden. Manchmal treten sie bereits in der ersten Phase des Fiebers auf, wenn die Eltern noch gar nicht bemerkt haben, dass ihr Kind fiebert bzw. krank ist.

Das Gehirn ist sehr sorgfältig bei der Regulierung der Körpertemperatur. Gleichzeitig ist das Nervensystem von kleinen Kindern noch nicht ausgereift bzw. sehr sensibel auf Störungen. Wenn also der Körper alle seine Kräfte darauf konzentriert, die Temperatur zu erhöhen, aber die Umgebung beispielsweise sehr laut und turbulent und das Kind nicht in der Lage ist, Ruhe zu finden, kann es sein, dass das Gehirn mit all diesen Aufgaben und Eindrücken überfordert ist und daher zu einem Krampfanfall neigt.

Allgemein gilt:

- Wenn du bemerkst, dass dein Kind erkrankt und sich Fieber entwickelt, sag alle Termine ab, sorge für eine ruhige, geschützte Umgebung und hilf dem Körper dabei, sich zu erwärmen.

- Senke das Fieber keinesfalls während des Fieberanstieges. Dann muss der Körper sich noch mehr bemühen, die Temperatur auf die erforderliche Höhe zu bringen, und dies kann erst recht zu einem Krampf führen.

- Obwohl längst wiederlegt ist, dass die Gabe von fiebersenkenden Mitteln ab 38,0 °C Fieberkrämpfe verhindert, wird dieser Ratschlag noch immer gegeben.

- Wenn du einen Fieberkrampf miterleben musst: Versuch trotz allem, ruhig zu bleiben, halte dein Kind sanft und lege es so, dass es sich nicht verletzen kann.

- Du kannst zur Sicherheit natürlich einen Rettungsdienst rufen – Fieberkrämpfe dauern in der Regel höchstens 3 Minuten. Diese erscheinen den Eltern wie eine Ewigkeit, sie sind jedoch ziemlich sicher vorbei, wenn der Rettungsdienst eintrifft. Da diese Situation aber sehr beunruhigend ist, hilft es, wenn du danach Unterstützung von erfahrenen Sanitätern bekommst.

- Lass dein Kind in der Zeit nach einem Krampfanfall auch von eurer Kinderärztin untersuchen. Die Feststellung, dass dein Kind – bis auf den fiebrigen Infekt – gesund ist, wird dich beruhigen.

WIE BEGLEITE ICH MEIN KIND BEI FIEBER AM BESTEN?

Versuch, die Bedürfnisse des kleinen Patienten je nach der aktuellen Phase des Fieberverlaufs bestmöglich zu erfüllen:

- Anfängliches Wärmeverlangen wird irgendwann durch den Wunsch, sich zu kühlen, abgelöst. Ruhe und Reizabschirmung sind in jeder Phase zu empfehlen, also: Geräusche reduzieren, Fernseher und Radio sollten ausgeschaltet bleiben. Besucher, Partys und Kindergarten müssen abgesagt werden.

- Viele Kinder verhalten sich instinktiv richtig: Sie schlafen, ruhen und leiden wenig (was für Erwachsene oft nur schwer vorstellbar ist). Dann reicht es, das Kind aufmerksam und geduldig zu begleiten. Wir sollten es wenig stören und auch nicht aufwecken, um die Temperatur zu kontrollieren. Wenn dein Kind weiterhin aktiv ist, dränge sanft auf mehr Ruhe und bremse seine Spiellaune.

- Selbstbestimmte Nahrungskarenz ist zu akzeptieren – wichtig ist vor allem, ausreichendes Trinken zu gewährleisten. Dann kann man ein Kind beruhigt fiebern lassen.

- Vollbäder oder Spaziergänge solltet ihr an Fiebertagen unterlassen. Die Anpassung an stark veränderte Außentemperaturen verlangt dem Körper große Anstrengung ab.

- Ruhige Zuwendung, viele Kuscheleinheiten und Pflege durch Mama, Papa, Oma und Opa sind eine wertvolle Hilfe. Kurzum: Liebe ist die beste Medizin!

- Auch nach dem Abklingen des Fiebers ist es klug, noch ein ruhigeres Programm beizubehalten. Geht ihr zu früh wieder hinaus, seid sehr aktiv oder nehmt an Kursen, Kindergarten und Schule teil, kann dies das geschwächte Kind in seiner Genesungsphase überfordern und zu einer

Rückkehr des Fiebers führen. Auch hier gilt wieder: Weniger ist mehr. Denn ein Rückfall ist meist intensiver und langwieriger als die Grunderkrankung – und kostet alle Beteiligten mehr Zeit und Kraft.

> **Für wissbegierige Kinder**
>
> *Wenn man krank ist, ist man müde, weil der Körper mit aller Kraft gegen die Viren oder Bakterien kämpft. Das kann er am besten, wenn er sonst keine Kraft braucht. Wenn man spielt und herumläuft, dauert das Kranksein noch länger, weil der Körper sich nicht so rasch selber heilen kann.*

FIEBER MESSEN – ABER WIE?

> **Kinder-mögen-Hausmittel-Tipp**
>
> *Du spürst am direktesten mit deiner Haut, insbesondere mit deinen Lippen, ob der Körper deines Kindes wesentlich wärmer ist als dein eigener. Wir müssen nicht die exakte Temperatur kennen, um zu wissen, ob unser Kind Unterstützung braucht. Wenn es dir aber hilft, wenn du unsicher bist und dadurch Sicherheit gewinnst, dann miss die Temperatur deines Kindes.*

Wenn du das Fieberthermometer nicht findest oder die Batterie gerade jetzt leer ist, gibt es keinen Grund zur Panik. Die Messergebnisse schwanken ohnehin von Produkt zu Produkt sehr, und die Frage, ob man im Inneren des Körpers oder äußerlich, am Rumpf, im Ohr oder an einer anderen Stelle misst, löst unter Ärzten und Müttern regelmäßig Diskussionen aus. Wo und wie ist für mich nicht die zentrale Frage, Abweichungen von eine paar Zehntel Grad sollten nicht überbewertet werden. Es reicht, zu wissen, dass Fieber vorliegt.

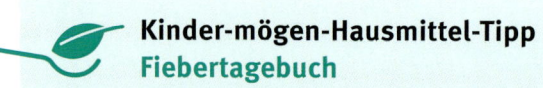

Kinder-mögen-Hausmittel-Tipp
Fiebertagebuch

Jedes Kind durchlebt Fieber anders. Auch zwischen Geschwistern können Verhalten und Bedürfnisse während der Erkrankung erheblich variieren!

Das Führen eines Fieber- bzw. Krankheitstagebuches kann dir dabei helfen, dein Kind immer besser kennenzulernen und dich von Mal zu Mal besser auf seine Bedürfnisse einzustellen. Glücklicherweise vergeht zwischen den Krankheitsphasen unserer Kinder immer ein bisschen Zeit, und so vergessen wir wieder, wie das beim letzten Mal so ganz genau war. Mithilfe des Tagebuches kannst du dich schnell wieder daran erinnern, was euch beim letzten Mal geholfen hat, wie die Phasen verlaufen sind, welche Tageszeiten auffällig waren und welche Hausmittel gut funktioniert haben.

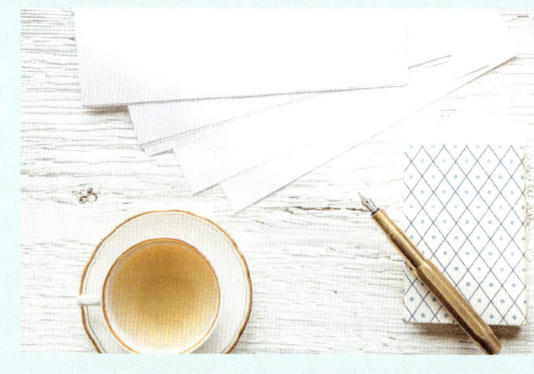

Falls ihr nach einigen Tagen Fieber und Krankheit eine Ärztin aufsucht, hilft dir das Tagebuch auch, den Krankheitsverlauf und die Fieberkurve wiederzugeben.

WANN SOLL ICH FIEBER SENKEN?

Ob man Fieber senken soll, hängt nicht von der gemessenen Temperatur ab, sondern davon, ob das Fieber gut toleriert wird, also vom Allgemeinzustand des kranken Kindes. Wenn etwa größere Kinder Kopf- und Gliederschmerzen haben und nicht einschlafen können oder wenn jüngere Kinder sehr lethargisch werden oder viel weinen, unruhig sind und das Interesse am Trinken verlieren, ist es Zeit, an das Senken des Fiebers zu denken.

Man könnte auch positives und negatives Fieber unterscheiden. Dies gibt dir Anhaltspunkte dafür, wann Fieber gesenkt werden kann:

- „Positives" Fieber ist gut auszuhalten: Das Kind hat alles, was es braucht – Wärme und Zuwendung, es findet Entspannung und kann schlafen, es trinkt, scheidet aus, ist klar ansprechbar und klagt wenig ▶ es ist nicht nötig, das Fieber zu senken.
- „Negatives" Fieber kann sich äußern, indem
  - das Kind nicht trinkt, apathisch oder benommen ist und sich nicht mehr äußert;
  - das Fieber bereits 2 Tage andauert, ohne sich zu verändern und ohne dass eine Krankheitsdiagnose vorliegt ▶ hier besteht Bedarf an Begleitung und Behandlung.

„Grundregel"

Bei Babys im ersten Lebensjahr, bei Zweifeln oder Ängsten, hält das Fieber mehr als 3 Tage an oder bei zusätzlichen Symptomen wie Schmerzen bzw. bei großer Unsicherheit der Betreuungspersonen: Bitte stets deine Ärztin kontaktieren!

In allen anderen Fällen gilt: Du darfst deinem Bauchgefühl vertrauen und dein Kind beruhigt in häuslicher Pflege begleiten.

	Säuglinge	**Kleinkinder**
Allgemeines	Wir Menschen werden mit einem unreifen Immunsystem geboren, daher ist bei jungen Säuglingen der Nestschutz durch die Mutter besonders wichtig. In diesem Alter solltest du schon am ersten Fiebertag untersuchen lassen, woher das Fieber rührt, da der unreife Organismus mit vielen Erkrankungen noch nicht selbstständig fertig wird. Neugeborene sind jedoch glücklicherweise sehr selten ernsthaft krank und fiebern selten.	Nun sind unsere Kinder schon besser für die Welt gewappnet und haben Kontakt zu ihrer Umwelt aufgenommen. Mit Haut und Mund kommen sie in Berührung mit immer neuen Stoffen, die dem Immunsystem Lernerfahrungen ermöglichen. Da wir als Eltern gemeinsam mit unseren Kindern Erfahrungen machen und lernen, dadurch reifer und klüger werden, sind auch für uns die ersten Krankheitsepisoden meist kleine Krisen. Unsere süßen Engel leiden zu sehen, fällt uns besonders schwer.
Das kannst du tun	Du solltest unbedingt deine Ärztin kontaktieren. Der Selbstbehandlung sind noch enge Grenzen gesetzt – besprich mit deiner Ärztin, was du begleitend tun kannst.	Die Kinder reagieren meist intuitiv richtig: Sie ruhen, schlafen und kurieren sich aus. Hör auf dein Bauchgefühl, denn die Senkung des Fiebers kann ausbleiben, wenn du das Gefühl hast, dass ihr diese Krise gemeinsam bewältigen könnt. Wenn Eltern oder Kind große Angst haben, ist es am besten, deine Ärztin zu kontaktieren und um Rat zu fragen. Im Allgemeinen kann ein Kind, das keine eindeutigen Krankheitssymptome oder Schmerzen bzw. keine bekannten Erkrankungen hat und dessen Allgemeinzustand gut ist, 3 Tage in häuslicher Pflege fiebern. Tritt danach keine Besserung ein, solltest du abklären, wodurch das Fieber ausgelöst wird.
Unterstützungsmöglichkeiten durch Hausmittel	Versuch ruhig zu bleiben, wenn du bemerkst, dass dein Kind Fieber hat. Öffne die Plastikwindel und ermögliche Abkühlung, indem du dein Baby nackt auf deine Haut legst. Stillen, Nähe, Geborgenheit und aufmerksame Beobachtung durch die Eltern sind in dieser Zeit besonders wichtig. Achte auf regelmäßige Trinkmahlzeiten. Besprecht mit eurer Ärztin, welche Schritte sie vorschlägt.	• Lauwarme Pulswickel • Lauwarme Waschungen an Beinen und Armen • Immer wieder Getränke anbieten und für Ruhe und Begleitung durch einen vertrauten Erwachsenen sorgen

Kindergartenkinder	Schulkinder, Teenager
Auch hier gilt: Kinder dürfen fiebern. Ihr Immunsystem lernt dabei Wesentliches für die Zukunft. Auch emotional und intellektuell beobachten Eltern oft große Reifesprünge, wenn Kinder fiebern konnten. Schwieriger ist in diesem Alter oft die Sicherstellung der häuslichen Pflege, da Mama und Papa wieder im Berufsalltag stehen. Ich möchte daher auf die Wichtigkeit von durchlebtem und ausgeheiltem Fieber hinweisen. Ein Kind mit Fiebersaft in den Kindergarten zu schicken, kann eine längere Erkrankungsdauer nach sich ziehen, ist unfair den Kindergartenpädagoginnen und besonders dem Kind gegenüber.	In diesem Alter sind die Kinder oft wieder sehr ungeduldig und leiden intensiv. Sie wollen, dass ihnen rasch geholfen und Erleichterung verschafft wird und dass sie rasch wieder fit für die Abenteuer des Lebens sind. Doch auch die Großen schätzen die Zuwendung der Eltern im Krankheitsfall. Kinder verlangen bei Krankheit oft wieder nach Kuscheleinheiten, obwohl sie davor schon mitten im Abnabelungsprozess standen und Umarmungen der Mama vor Freunden uncool waren.
Der Körper braucht dringend Ruhe, um sich auf das Gesundwerden zu konzentrieren. In diesem Alter halten die Kleinen Fieber meist gut aus, klagen wenig, schlafen viel und ruhen instinktiv. Wenn dein Kind zu jenen gehört, die sich gar nicht beruhigen mögen, dann biete eine Beschäftigung an, bei der ihr sitzt. Ein Kartenspiel, ein Hörbuch oder eine Vorlesegeschichte sorgen dafür, dass die Aktivität ein bisschen reduziert wird. Das verhilft dann auch zu einer rascheren Genesung.	Jede Krankheit bringt neue Entwicklungen, oft aber auch die Rückkehr zum Verhalten eines kleinen Kindes mit sich. Jammern, kuscheln und sich verwöhnen lassen machen stark für die nächsten Schritte hinaus in die Welt.
• Lauwarmer bis kühler Pulswickel • Lauwarme Waschungen an Beinen/Unterschenkeln und Armen • Essig-/Wassersocken • Kühle Auflagen auf Stirn oder Händen Wadenwickel sind bei zarten Kindern auch in diesem Alter oft noch zu anstrengend oder werden als zu intensiv empfunden.	• Kühle Waschung • Essig-/Wassersocken • Wadenwickel • Kühle Auflagen an der vom Patienten gewünschten Körperstelle

Wann soll ich Fieber senken?

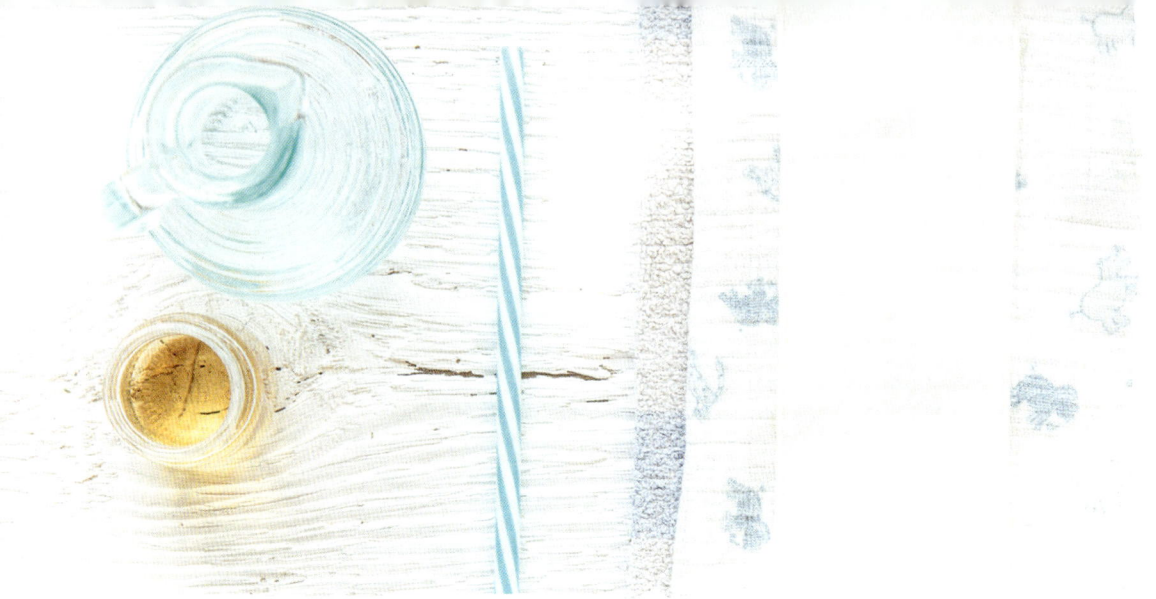

NATURHEILKUNDLICHE MÖGLICHKEITEN, UM FIEBER ZU SENKEN

Die Erfahrungsmedizin kennt unterschiedlichste Methoden, um das Wohlbefinden zu unterstützen und das Fieber senken. Je nach Alter und Konstitution deines Kindes solltest du zuerst kleinflächige, sanfte Anwendungen probieren. Später kann man die Temperatur der Anwendung etwas senken und die Anwendungsfläche etwas steigern.

Egal für welche der unten beschriebenen Anwendungen ihr euch entscheidet, das Wirkprinzip ist allen gleich: Verdunstungskälte – also die Kälte, die entsteht, wenn Wasser auf der warmen Haut verdunstet – kühlt den Körper.

Durch die Abkühlung der Haut an den Extremitäten ziehen sich die Blutgefäße in einer ersten Reaktion zusammen, um den Wärmeverlust zu stoppen. Dadurch kommt es erst einmal zu einer schlechteren Blutversorgung, die der Körper mit seiner nächsten Reaktion wieder ausgleichen möchte: Die Gefäße werden wieder erweitert, das Blut fließt in die Extremitäten, wird abgekühlt, und die Organe und der Kopf werden dadurch entlastet. Das ist, was wir durch die Wickel und Waschungen erreichen wollen. Der Puls wird etwas verlangsamt, der Druck im Kopf sinkt, der Körper kühlt leicht ab, die Unruhe wird geringer, der Kreislauf stabilisiert sich.

> **Vorsicht!**
>
> *Für alle Anwendungen reicht lauwarmes Wasser! Niemals eiskaltes Wasser verwenden! Dies überfordert den Organismus und hat nicht den Effekt, den wir uns wünschen. Außerdem führt dies zu einer starken Ablehnung der Anwendung durch die Kinder.*

Voraussetzung für alle fiebersenkenden Methoden: Der ganze Körper muss warm sein. Überprüfe insbesondere Hände und Füße! Erst wenn auch diese warm sind, kannst du an das Senken des Fiebers denken! Kühle Extremitäten sind ein Zeichen für nicht fertig entwickeltes Fieber, also für Fieberanstieg. In dieser Phase wäre fiebersenkendes Eingreifen kontraproduktiv, führt zur Überforderung des Organismus und außerdem zu heftiger Ablehnung durch die Kinder, weil sie instinktiv Wärme zuführen möchten.

Waschung

Die sanfteste Art, die Körpertemperatur zu senken und den Kreislauf zu stärken, ist die Waschung.

So einfach geht's – Schritt für Schritt

1. Befeuchte einen Waschhandschuh oder Waschlappen mit lauwarmem Wasser. Damit werden die Waden und, je nach Wunsch, die Unterarme des Kindes sanft abgewaschen.

2. Es ist nicht notwendig, dass dein Kind aufsteht oder sich auszieht. Lass den kleinen Patienten einfach im Bett liegen, schieb den Pyjama hoch und befeuchte sanft Unterarme und/oder Unterschenkel. Dann den Pyjama einfach wieder darüberziehen, zudecken und weiter nachruhen lassen.

3. Durch die Verdunstung des Wassers auf der Haut der Extremitäten wird die Körpertemperatur reguliert. Unangenehmer Druck im Kopf und Kreislaufprobleme bessern sich.

Pulswickel

Eine weitere, sehr sanfte, kreislaufstärkende Anwendung – auch bei kleinen Kindern, da nicht großflächig gekühlt wird – sind Pulswickel.

So einfach geht's – Schritt für Schritt

1. Ein Baumwolltuch in der Größe eines Stofftaschentuches wird in lauwarmes Wasser getaucht, ein bisschen ausgedrückt, aber sehr feucht belassen und dann um die Handgelenke gewickelt.

2. Falls ihr einen stärkeren Effekt erzielen wollt und dein Kind nach Abkühlung verlangt, könnt ihr auch Tücher um die Fußgelenke wickeln. Das Wasser sollte nur wenige Grad unter der Körpertemperatur haben, es hat auch lauwarm einen kühlenden Effekt.

3. Am einfachsten fixiert man Pulswickel mit abgeschnittenen Bündchen von alten oder löchrigen Socken. Der dehnbare Bund hat die richtige Größe und gibt den Tüchern halt.

Anwendungsdauer

Der Wickel kann bis zu 10 Minuten verbleiben, danach sind die Tücher meist durchwärmt und haben keinen fiebersenkenden Effekt mehr. Das spürst du gut mit deinen Händen. Sind die Tücher warm, können sie abgenommen werden. Meist stabilisiert sich das Wohlbefinden nach nur einer Durchführung, du kannst aber im Stundentakt bis zu 3 Mal hintereinander Pulswickel anlegen, wenn dein Kind sie angenehm findet.

Wadenwickel

Eine sehr bekannte und verbreitete Anwendung sind Wadenwickel. Viele Eltern kennen sie aus ihrer Kindheit, die Erinnerung daran ist jedoch manchmal leider eher negativ, da die Wickel früher oftmals viel zu kühl durchgeführt und in der Folge von den Kindern abgelehnt wurden.

So einfach geht's – Schritt für Schritt

1. Passende Baumwolltücher, z. B. Küchen-/Geschirrtücher oder Stoffwindeln aus Baumwolle, werden in lauwarmes Wasser getaucht, leicht ausgedrückt und eng um die Waden gelegt.

2. Die Gelenke, d. h. Knöchel und Knie, bleiben dabei frei.

3. Um das innenliegende, feuchte Tuch werden als zweite Schicht trockene Handtücher gewickelt.

4. Der Wadenwickel bleibt ca. 10 Minuten am Bein. Während dieser Anwendung sollte dein Kind liegen bleiben. Bereite also auch rechtzeitig ein schönes Buch vor, das die Aufmerksamkeit fesselt! Eventuell legst du ein großes Handtuch ins Bett, um dieses trocken zu halten.

> **Für wissbegierige Kinder**
>
> *Wenn ihr die Tücher abnehmt, könnt ihr beobachten, dass die Feuchtigkeit in Kombination mit der Körperwärme dazu geführt hat, dass die Poren der Haut sich öffnen. Durch die geöffneten Poren kann der Körper Abfallprodukte ausscheiden – körpereigene Müllabfuhr sozusagen.*

Anwendungsdauer

Der Wickel wird ungefähr 10 Minuten belassen, danach sind die Tücher durchwärmt und haben keine Wirkung mehr bzw. erwärmen sie den Körper durch die entstehende feuchte Wärme wieder. Zusätze wie Essig sind möglich; wenn der Geruch unangenehm erscheint, ist die Zugabe von Essig aber nicht notwendig. Essig erhöht die Verdunstungskälte auf der Haut, Wasser allein erfüllt den Zweck jedoch auch.

Vorsicht!

Nur bei warmen Füßen und Waden anwenden!

Kinder-mögen-Hausmittel-Tipp

Um eine fiebersenkende Wirkung zu erzielen, reicht es, wenn das Wasser nur wenige Grad unter Körpertemperatur hat. Bei Kindern niemals eisige Wadenwickel machen! Wadenwickel sind sehr effiziente Fiebersenker, bei der ersten Anwendung sinkt das Fieber oft um ca. 1 Grad. Sie können bei Bedarf im Stundenabstand 2–3 Mal wiederholt werden, jedoch nicht öfter, da dies einerseits zu anstrengend für den Organismus wäre und andererseits das Fieber nicht allzu stark beeinflusst werden sollte. Es hat eine wichtige Aufgabe zu erfüllen. Wir wollen nur das Wohlbefinden unserer kleinen Patienten erhöhen.

Essigsocken

Essigsocken sind noch einfacher und schneller anzuwenden und ebenso wirkungsstark wie Wadenwickel. Die auch unter „Essigpatscherl" bzw. „Wasserpatscherl oder -socken" bekannte Maßnahme ist eine Variante des Wadenwickels. Es gelten die gleichen Angaben wie oben.

So einfach geht's – Schritt für Schritt

1. Ein Paar Socken oder Stutzen des Kindes werden in lauwarmes Wasser getaucht und ausgedrückt.
2. Danach werden sie dem Kind übergezogen. Darüber empfiehlt sich eine schützende Schicht aus einem Hand- oder Badetuch oder dicke, trockene Socken.
3. Wie bei den Wadenwickeln kann optional ein Schuss Essig zugesetzt werden, um die Verdunstungskälte zu erhöhen. Daher kommt der Name dieser Anwendung. Der Verdunstungseffekt von Wasser allein kühlt die Beine jedoch ausreichend. Du kannst auf den Essig verzichten, wenn du möchtest.

Anwendungsdauer

Ungefähr 10 Minuten. Wenn du spürst, dass die Socken schon warm sind, kannst du sie abnehmen.

Selbstfürsorge

Bei aller Sorge und aufmerksamen Pflege um dein Kind: Vergiss nicht auf deine Bedürfnisse! Oft geht die Pflege eines kranken Kindes mit Schlafmangel einher. Versuch z. B. ein Nickerchen zu machen, während dein Kind schläft! Gönn dir zwischendurch einen Snack, auch wenn dein Kind appetitlos ist. Plaudere am Telefon mit einer Freundin, von der du weißt, dass sie aufbauende Worte für dich hat!

Dass du bei Kräften bleibst, ist für dich und dein Kind wichtig.

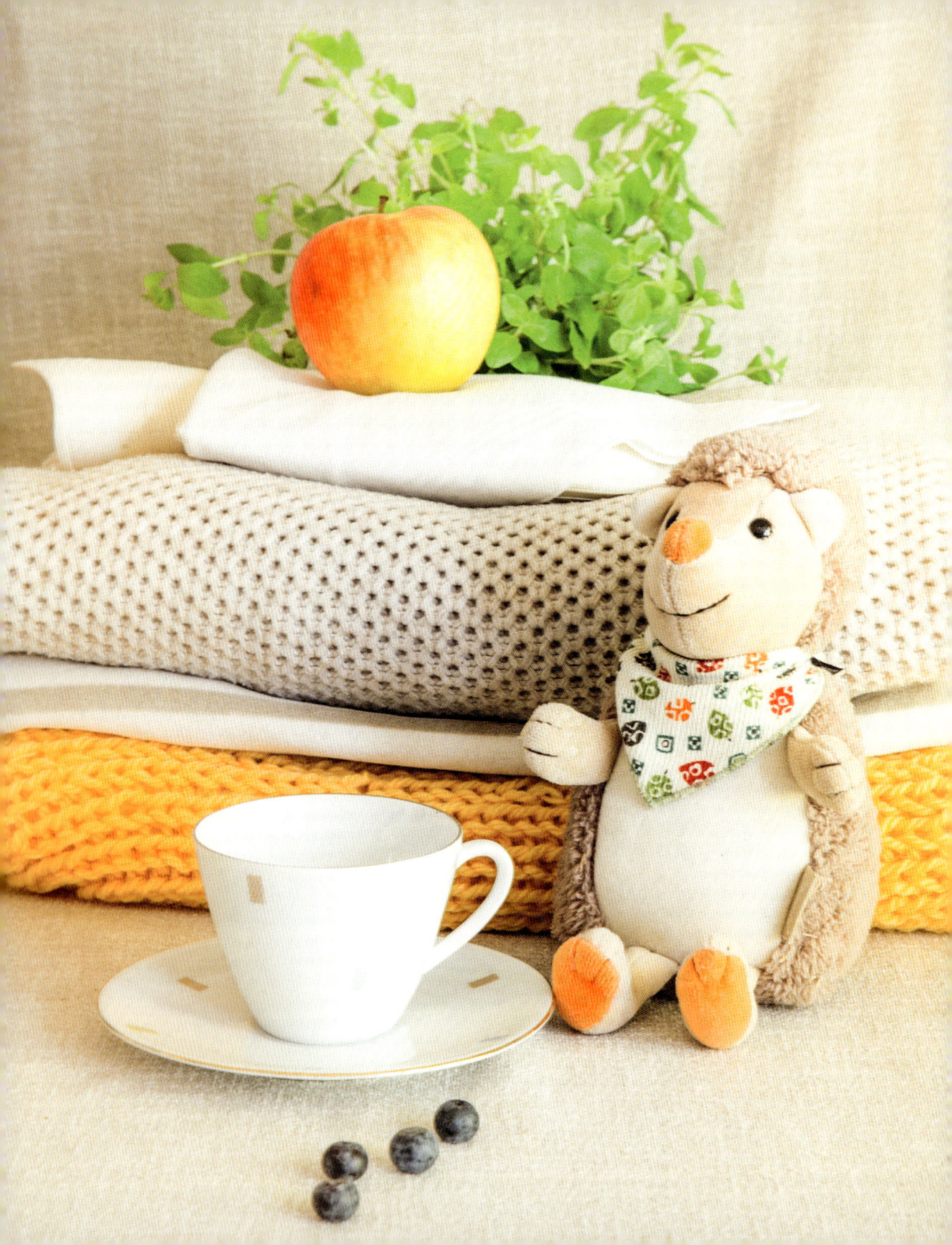

5. Wenn das Bäuchlein zwickt

Bauchweh kann ungemein viele unterschiedliche Gründe haben. Je nach dem Alter deines Kindes sind verschiedene Gesundheitsthemen als Ursachen aktuell. Bei den ganz Kleinen sind oft Blähungen die Ursache für Unruhe, und Kindergarten- oder Grundschulkinder werden manchmal aufgrund emotionaler Ursachen von Bauchgrimmen geplagt. Schulstress, Streit mit Freunden oder in der Familie, Überforderung und Ängste können Auslöser sein. Natürlich solltest du die Möglichkeit einer Erkrankung in Betracht ziehen, oft spüren wir Eltern aber instinktiv, „woher der Wind weht". Und dann gibt es da auch noch haufenweise fiese Viren und Bakterien, die unangenehme Brechdurchfälle auslösen. In der Naturheilkunde kennt man viele ganz unterschiedliche Rezepte, um Beschwerden rund um die Mitte unseres Körpers zu lindern. Je nach Alter und Beschwerdebild deines Kindes kannst du aus den folgenden Ideen schöpfen:

 Kinder-mögen-Hausmittel-Tipp

Denk auch immer daran, dass es eine enge Verbindung zwischen unseren Gefühlen und dem Bauch gibt. Emotionale Unterstützung und Zuwendung hilft Kindern besonders, wenn das Bäuchlein zwickt.

BLÄHUNGEN BEI BABYS

Wenn die ganz Kleinen viel weinen, werden meist Blähungen und Bauchschmerzen als Verursacher vermutet. Durch genaues Beobachten deines Kindes kannst du herausfinden, ob wirklich Bauchweh der Grund für das Unwohlsein des Babys ist. Sind es immer abendliche „Schreistunden", die euch plagen, so sind sie vielleicht eher Zeichen der Verarbeitung des Tagesgeschehens bzw. Zeichen einer möglichen Überforderung während des Tages, denn Blähungen beschränken sich nicht auf gewisse Stunden oder Tageszeiten.

Dieses Thema wird viel diskutiert, und vor allem die Ursachen für Blähungen und Schreistunden des Babys sind umstritten. Die Meinungen von Experten, Hebammen, Ärztinnen und Müttern gehen dabei weit auseinander. Die einen beschuldigen den unreifen Darm oder Zusatzstoffe in der Babynahrung. Wird das Kind aber gestillt, werden blähende Nährstoffe, die die Mutter zu sich genommen hat, verdächtigt. Wieder andere haben den Stillrhythmus im Verdacht, an der Entstehung von Bauchschmerzen beteiligt zu sein.

Die mit Vehemenz vertretenen, sehr unterschiedlichen Meinungen sind leider ein guter Nährboden, um Zweifel in jungen Eltern zu säen und das Vertrauen in die eigene elterliche Kompetenz infrage zu stellen. Die Suche nach der Ursache kann zu einer großen Belastung werden, vor allem für die stillenden Mamas – wird ihnen doch immer wieder vorgeworfen, sie wäre durch ihre Ernährung allein für die Blähungen des Nachwuchses verantwortlich.

Meine Herzensempfehlung für alle Eltern in dieser schwierigen Situation: Vertraut eurer eigenen Intuition und lasst fremde Meinungen und Ratschläge möglichst wenig an euch heran. Wenn Eltern es schaffen, ganz nach ihren und den Bedürfnissen des Kindes zu handeln, ohne sich von anderen beirren zu lassen, gelingt das friedliche Zusammenleben mit dem Baby am besten.

Die Begleitung eines weinenden, hilflosen Babys durch diese schwere Zeit hindurch verursacht Schlafentzug und lässt die Nerven der Eltern manchmal blank liegen – eine echte Herausforderung. Wie sehr wir uns nach einer schnellen Lösung sehnen, wird klar, wenn man die Zugriffszahlen bei Online-Videos betrachtet, die vermeintliche Zaubergriffe zeigen, um ein Baby zu beruhigen. Manche dieser Programme oder „Tricks" lösen wahrhaftige Hypes aus.

Auch die Erfahrungsmedizin kennt viele Rezepte, die bei Bauchschmerzen Erleichterung verschaffen sollen. Dieses Thema scheint also schon viele Generationen von Eltern beschäftigt zu haben.

Bauchmassage mit Auszugsöl

Jeder Körperkontakt hilft, Spannungen abzubauen, und eine Streichelmassage ist besonders schön, weil sie euch ein bisschen ruhige gemeinsame Zeit einräumt. Hast du Blähungsöl nach dem untenstehenden Rezept bereits vorbereitet, eignet es sich hervorragend für eine verdauungsfördernde Massage. Auch in Apotheken und Drogerien gibt es eine große Auswahl an blähungswidrigen Ölen, die du ausprobieren kannst. Hast du aber spontan nichts anderes zur Hand, kannst du vorerst auch euer Baby-Hautöl verwenden, um den Bauch zu streicheln und für erste Entspannung zu sorgen.

Bäuchleinöl

Was du zur Herstellung brauchst, hast du wahrscheinlich sogar in deiner Küche:
- ein leeres, ausgewaschenes Marmeladeglas mit Deckel oder Küchenpapier zum Abdecken des Glases
- Kümmel-, Anis-, Fenchelsamen – dabei ist es egal, ob du alle drei zur Verfügung hast oder nur eines oder zwei dieser Gewürze, auch die Gewichtsanteile können verschieden sein
- hochwertiges, möglichst geruchloses Speiseöl oder auch pflegendes Mandelöl

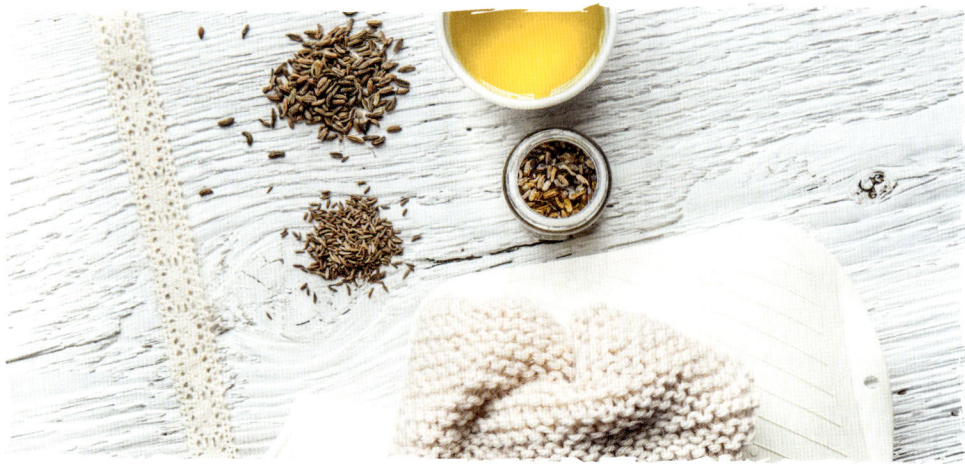

- Mörser oder Hammer, um die Samen zu quetschen
- ein Fläschchen oder ein weiteres Glas, um das fertige Öl aufzubewahren

So einfach geht's – Schritt für Schritt

1. Nimm eine kleine Handvoll Gewürze.
2. Zerstoße sie ein wenig und gib sie in das Marmeladeglas.
3. Fülle dann genug Öl ein, um alle Samen gut zu bedecken.
4. Diese Mischung lässt du 2–3 Wochen ziehen; das Öl nimmt in dieser Zeit die Wirk- und Duftstoffe aus den Samen auf.
5. Seihe das Öl anschließend ab und füll es in ein frisches Glas. Fertig ist dein selbstgemachtes Bäuchleinöl!

Für die Bauchmassage zieht euch in einen stillen, gut beheizten Raum zurück. Streichle dann mit gewärmten Händen kreisförmig im Uhrzeigersinn vom Bauchnabel ausgehend über den geblähten Bauch deines Babys. Das kann helfen, den Darm zu aktivieren. In der Folge können Winde abgehen.

Eine noch ausführlichere Beschreibung und weitere Infos zur Herstellung von Auszugsölen findest du in Kapitel 12 („Mazerate").

> **Gut zu wissen!**
> **Bewährte Hilfe aus der Küche**
>
> Fenchel, Anis und Kümmel sind bekannte Gewürze aus der Küche, die die Verdauung besonders gut unterstützen. Sie machen Speisen bekömmlich und wirken entkrampfend. Daher werden sie in der traditionellen Küche auch verwendet, wenn blähende Lebensmittel zubereitet werden.

> **Vorsicht!**
>
> Wenn du statt des Auszugsöles 100 % ätherisches (biologisches!) Kümmelöl verwenden willst, musst du es vor der Anwendung auf Babys Bäuchlein verdünnen! Gib einen Tropfen des ätherischen Öls in eine Handvoll anderen Öls (z. B. Mandel- oder Olivenöl), verreibe es auf deinen warmen Händen und massiere dann den Bauch. Ätherische Öle nicht pur verwenden!

Tee – immer eine gute Idee!

Die Wirkung von Fenchel, Anis und Kümmel kann man nicht nur äußerlich in Form von Öl, sondern auch als Tee nützen. Biete deinem Kind zwischendurch teelöffelweise Kümmelwasser oder leicht aufgebrühten Anis-Fenchel-Tee an. Du kannst – je nachdem, was du vorrätig hast – Anis, Kümmel oder Fenchel jeweils alleine aufbrühen oder mischen. Wenn ihr über einen längeren Zeitraum immer wieder zu diesen blähungswidrigen Tees greift, dann wechsle die Zusammensetzung. Dadurch verhinderst du einen Gewöhnungseffekt, und die geschmackliche Abwechslung wird auch schon von kleinen Kindern geschätzt. Allerdings sollte der Tee nicht als Dauergetränk eingesetzt werden. Jeder Tee hat eine Wirkung, und diese sollte man nur punktuell nützen.

Wenn du deinem Baby keinen Tee zufüttern möchtest, kannst du, wenn du dein Kind stillst, den Tee auch selber trinken. Seit vielen Generationen beobachten Stillende, dass die Wirkstoffe der Nahrung in die Muttermilch übergehen. Gleiches gilt auch für Medikamente und Alkohol. Daher kann man sich diese Wirkung auch zunutze machen und immer wieder Kümmeltee trinken, um dem Bäuchlein des Babys Blähungen zu ersparen.

 Kinder-mögen-Hausmittel-Tipp

Verwende für dein Kind offene, biologische Teemischungen und keine vorgefertigten Kindertee-Pulver, da diese meist auch Zucker enthalten. Bei der Zubereitung achte darauf, dass der Tee nur ganz leicht gezogen hat und nicht zu intensiv schmeckt.

Selbstfürsorge: Vertrau auf deinen Instinkt!

Eltern spüren oft instinktiv, woher die Bauchschmerzen kommen. Bücherwissen und Ratschläge von Freunden sorgen aber manchmal für ein paar Umwege bei der Lösungssuche.

Auch wenn du einige der in diesem Kapitel aufgelisteten Möglichkeiten ausprobierst – setz dich und dein Baby nicht unter Druck. Du gibst dein Bestes, um zu helfen. Es ist für alle Eltern sehr schwer, zu erleben, wie ihr Kind leidet; das erfordert viel Kraft und raubt Energie. Ich bin überzeugt davon, dass unsere Kinder spüren, dass wir alles tun, um zu helfen. Manchmal ist weniger auch mehr. Termine absagen, einfach da sein, tragen, Nähe und Wärme schenken, das allein kann schon helfen.

Zögere auch nicht, deine Freunde und Familie um Entlastung und Unterstützung zu bitten. Und zwar nicht in Form von gutgemeinten Ratschlägen, die möglicherweise zusätzlich stressen, sondern in Form eines gekochten Essens für die Mama oder eines Spielplatzbesuchs mit dem großen Geschwisterkind. Ein gemeinsam gehaltenes Mittagsschläfchen bringt neue Kraft und ist manchmal leider alles, was wir tun können. Denn ausgeschlafenen Eltern haben gestärkte Nerven, um die Krisen der Babyzeit zu überstehen.

Was du sonst noch probieren kannst

- Jede Art von Bewegung regt die Verdauung an. Kann dein Baby sich noch nicht selber bewegen, hilfst du, indem du dich mit ihm bewegst. In Mamas und Papas Arm ist es am schönsten, aber auch wenn dein Baby liegt, kannst du ihm immer wieder andere Positionen anbieten oder die Beinchen kreisend bewegen.
- Viele Babys mögen es, wenn sie nackt strampeln und ihre Füßchen gegen einen Widerstand drücken können. Leg dein Baby mit nacktem Unterkörper auf deine Oberschenkel und reibe sanft das Blähungsöl auf seinen Bauch. Dabei ermöglichst du ihm, gegen deinen Bauch zu strampeln.
- Das passive Bewegtwerden im Tragetuch kann eine angenehme Lösung für alle sein: Dein Baby spürt deine Nähe, du hast die Hände frei und hilfst durch die Bewegung an deinem Körper, den Darm zu aktivieren.

VERSTOPFUNG

Verstopfung kommt bei Kindern glücklicherweise eher selten vor, bei Stillkindern gilt Stuhlgang mit bis zu zwei Wochen Abstand als normal. Auch Kleinkinder haben oft nur dreimal pro Woche Stuhl. Man spricht nicht von Verstopfung, wenn es dem Kind dabei gut geht.

Sollte das Thema aber für Unwohlsein sorgen, könnte das Beheben typischer (Mangel-)Ursachen gleichzeitig auch die erste Hilfe gegen die Verstopfung sein: genügend Ballaststoffe in der täglichen Nahrung, Vollwerternährung, viel Obst und Gemüse, ausreichend Flüssigkeit, im günstigsten Fall Wasser oder stark verdünnte Säfte, und natürlich ganz viel Bewegung! Kinder, die viel laufen und toben, sind selten von Darmträgheit geplagt. Der Verzicht auf verarbeitete Lebensmittel tut dem Darm sowieso gut.

Bei den ganz Kleinen können auch eine Bauchmassage mit dem oben beschriebenen Auszugsöl sowie das Tragen im Tragetuch helfen.

Bauchwickel

Warme Bauchwickel können die Wirkung einer Bauchmassage verstärken und im Anschluss daran angelegt werden. Sie unterstützen bei Verstopfungen und können Bauchkrämpfe lösen.

So einfach geht's – Schritt für Schritt

1. Der Bauch wird rund um den Nabel mit Öl, vielleicht sogar mit deinem selbstgemachten Bäuchlein-Öl, im Uhrzeigersinn massiert.

2. Dann wird ein gewärmtes Baumwolltuch rund um Babys Bäuchlein und Rücken gewickelt.

3. Anschließend wird das Tuch mit einem engen Body oder Unterhemd fixiert.

Variante: Das Innentuch könnte auch feuchtwarm gemacht werden, indem es in warmes Wasser getaucht und anschließend sehr gut ausgedrückt wird. Die Feuchtigkeit leitet Wärme noch besser und unterstützt die Wirkung des warmen Wickels. Wenn du unsicher bist, reicht ein trockenwarmes Tuch aber natürlich auch. Dieses legst du am besten um eine Wärmeflasche, um es warm zu halten, bis du mit der Massage fertig bist und es um die Körpermitte deines Kindes wickeln kannst.

Kinder-mögen-Hausmittel-Tipp

Für die feuchtwarme Variante brauchst du vielleicht etwas Übung, damit der Bauchwickel weder zu kalt noch zu warm wird. Probiere ihn an dir selbst oder an deinem Partner aus, damit er später bei deinem Kind gut gelingt. Die Anwendung tut auch Erwachsenen wohl!

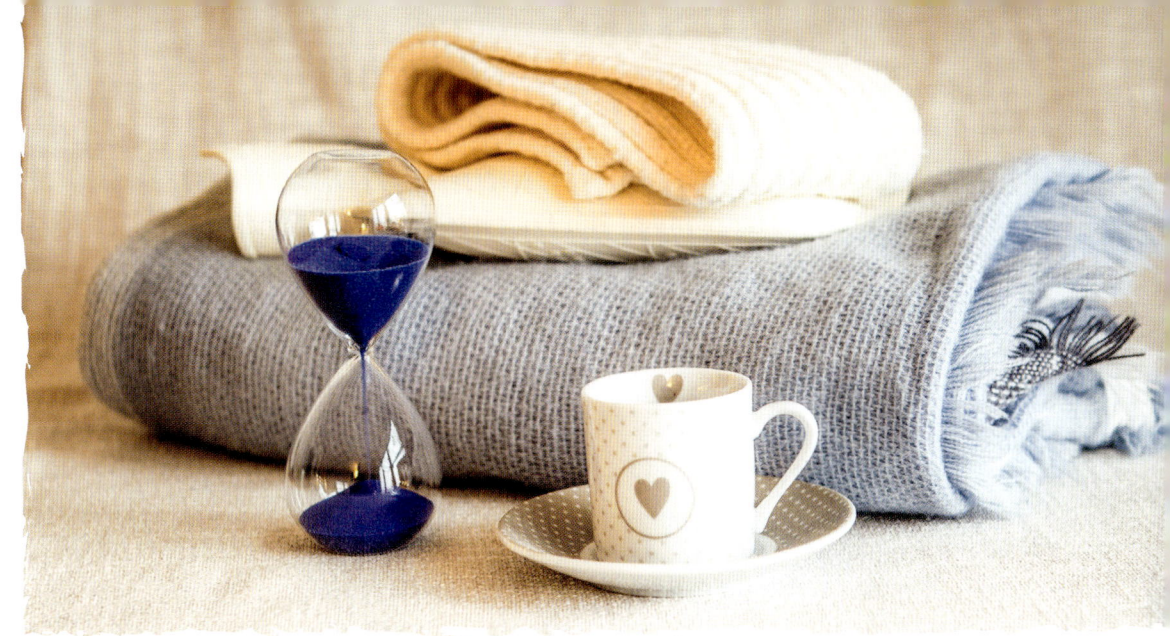

MAGEN-DARM-VIRUS

Die durch Schmierinfektionen übertragenen Magen-Darm-Infekte sind vor allem bei größeren Kindern ein leidiges Thema. Meist gehen solche Infekte in Kindergarten und Schule reihum. Es ist daher klug, schon kleinen Kindern eine sorgfältige Händehygiene anzugewöhnen. Ich bin keine Anhängerin übertriebener Hygiene, im Gegenteil – der Kontakt mit Sand, Matsch und Staub schadet deinem Kind sicher nicht. Doch leider werden Viren häufig von Mensch zu Mensch übertragen: „fäkal-orale Übertragung" lautet hier das ekelige Stichwort. Wenn in der Familie jemand erkrankt ist, achte besonders aufs Händewaschen und vermeide die gemeinsame Verwendung von Handtüchern, Essbesteck und Gläsern. So kannst du die Ansteckungskette – zumindest zu Hause – unterbrechen.

Akut lässt sich meist nicht mit Bestimmtheit sagen, was den Brechdurchfall ausgelöst hat. Die Ursache ist auch nebensächlich, denn meist heilen Infektionen von selber aus.

> **Vorsicht!**
>
> Leidet dein Kind aber unter starken Bauchkrämpfen, hohem Fieber oder blutigem Stuhl, solltest du jedenfalls eure Ärztin konsultieren. Wenn die Erkrankung nicht nach ein bis zwei Tagen von selber abklingt, muss untersucht werden, was der Auslöser ist.

Erste Hilfe bei Magen-Darm-Infekten

Fasten

Kinder fasten instinktiv, wenn ihre Verdauung aus dem Lot ist. Du darfst die selbstgewählte Nahrungskarenz jedenfalls für ein paar Tage tolerieren. Es ist tief in Eltern verwurzelt, dass Nahrungsaufnahme ein essenzieller Bestandteil des Überlebens ist, daher fällt es uns schwer, mitanzusehen, wenn die lieben Kleinen nicht essen. Am liebsten würden wir ihnen immer wieder Nahrung anbieten. Doch Kinder spüren sehr gut, was sie brauchen, und weniger ist oft mehr. Sie wissen auch, wann es Zeit ist, wieder zu essen. Und was sie dann essen wollen, ist richtig. Auch wenn ein Fachbuch etwas anderes vorschlägt.

Natürlich ist es ratsam, leichte Kost zu wählen, um den angegriffenen Magen-Darm-Trakt nicht zu überfordern. Reisschleim, mild gedünstetes Gemüse oder Obst sind ein Vorschlag. Doch Kinder stecken Infekte meist locker weg und sind recht rasch wieder bestens bei Appetit.

Wärme schenken

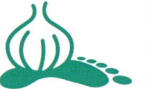

Oft leiden Kinder während eines Magen-Darm-Infektes auch unter Krämpfen. Wärme wirkt dann lindernd: Ob ein Fußbad, ein warmer Bauchwickel (▶ S. 126), eine Ölmassage mit Fenchel-Anis-Kümmel-Auszugsöl (▶ Rezept S. 121) oder ein warmer Umschlag – ihr könnt einfach ausprobieren, was angenehm ist und hilft.

Optimistische Gedanken

Optimistische Gedanken können euch dabei unterstützen, rascher wieder zu Kräften zu kommen. Auch wenn man sich im Moment einfach nur elend fühlt – erinnert euch daran: Der Körper ist sehr klug. Er erkennt Eindringlinge, die uns nichts Gutes wollen. Verdorbene Speisen oder Viren werden dann ganz schnell wieder ausgeschieden. Der Körper reinigt sich. Erzähle deinem Kind von der starken Selbstheilungskraft und Intelligenz des Körpers. Das gibt Vertrauen und lässt das große Elend leichter aushalten. Wenn Kinder krank sind, sind sie durch die körperlichen Vorgänge manchmal sehr verunsichert. Wenn du für dein Kind da bist, ihm zur Seite stehst und erklärst, was im Körper passiert, vermittelst du ihm Sicherheit. Und eine liebevoll zubereitete Suppe kann dann nicht nur Heilmittel, sondern auch Ausdruck deiner Fürsorge und Zuwendung sein.

 Kinder-mögen-Hausmittel-Tipp

Es gibt natürlich auch Kinder, deren Bedürfnisse ganz anders sind als im Lehrbuch beschrieben. Verlangt dein Kind also beispielsweise nach kaltem Wasser oder kühlen Auflagen und Umschlägen, dann unterstütze es, indem du seine Wünsche achtest. Auch wenn es für dich unüblich oder nicht nachvollziehbar ist. Die Bedürfnisse deines kleinen Patienten darfst du beruhigt ernst nehmen und über verbreitete Meinungen und vermeintliches Allgemeinwissen stellen! Es wird nichts Schlimmes passieren, wenn ihr's einfach mal ausprobiert! Stellt sich dann heraus, dass Kühle doch nicht so angenehm ist wie erhofft, könnt ihr die Temperatur auch einfach wieder ändern. Gut ist, was gut tut.

Trinken ist wichtig!

Bei starkem Erbrechen bleibt wenig Flüssigkeit in dem kleinen Körper. Bei Säuglingen und Kleinkindern kann Brechdurchfall daher schnell zur Austrocknung führen. Halte Rücksprache mit eurer Ärztin.

Möchtest du dein älteres Kind zum Trinken anregen, könntest du auch verdünnten Saft anbieten – vielleicht sogar mit Cocktailschirmchen und Strohhalm? Der im Fruchtsaft enthaltene Zucker hilft dabei, die fastenden, geschwächten Kinder wieder zu stärken. Auch Elektrolytlösungen helfen, um wieder zu Kräften zu kommen – doch aktuelle Studien zeigen, dass verdünnter Apfelsaft einer Elektrolytlösung sogar überlegen ist. Und da Apfelsaft lieber getrunken wird als Fencheltee oder Elektrolytlösung, kannst du beruhigt darauf zurückgreifen.

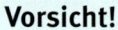 **Kinder-mögen-Hausmittel-Tipp**

Du kannst auch versuchen, kaltes Wasser teelöffelweise anzubieten. Diese Mini-Schlucke kann der Magen manchmal behalten, auch wenn er sonst alles wieder von sich gibt.

 Vorsicht!

Achte immer auf Anzeichen eines Flüssigkeitsmangels: Wenn dein Kind nur noch einen schwachen Saugreflex hat, apathisch wirkt, wenn die Fontanelle einsinkt oder weniger als drei Windeln pro Tag nass gemacht werden, konsultiere deine Ärztin. Unterstützung durch Flüssigkeitszufuhr hilft, um rasch wieder zu Kräften zu kommen.

Tea Time

Viele bekannte Kräuter helfen, den Verdauungstrakt zu beruhigen. Selten wird von Kindern aber der Geschmack von Schafgarbe oder Fenchel geschätzt. Eine willkommene Alternative ist ein Tee aus getrockneten Heidelbeeren! Verwendet werden entweder die getrockneten Beeren im Ganzen oder auch Pulver aus getrockneten Beeren. Heidelbeertee ist seit vielen Generationen ein bewährter Helfer bei Durchfall und aufgrund des angenehmen Geschmacks bei den Kindern meist beliebter als Kräutertee.

Heidelbeertee

So einfach geht's

Ein oder zwei Teelöffel getrocknete Heidelbeeren (aus der Apotheke oder Drogerie) etwa 10 Minuten in warmem Wasser ziehen lassen, kurz aufkochen und dann abseihen. Danach abkühlen lassen. Der Tee muss nicht warm ge-

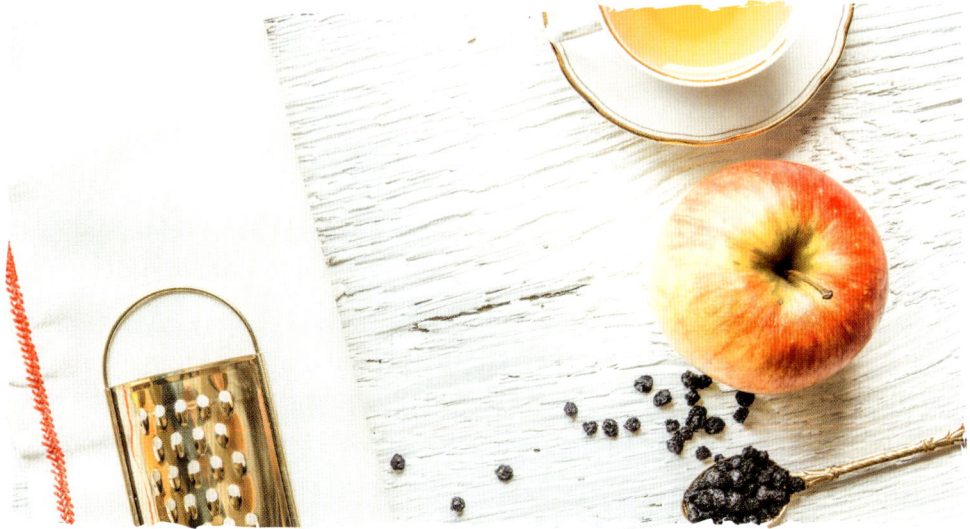

trunken werden. Kinder trinken ihren Tee gekühlt viel lieber, bei Erbrechen vertragen viele Kinder kalte Getränke auch besser.

 Kinder-mögen-Hausmittel-Tipp

Wenn das Abkühlen zu lange dauert: Legt Eiswürfel ins Teeglas. Beobachtet gemeinsam, wie schnell die Würfel schmelzen. Und ruck-zuck kann man den kühlen Tee trinken!

Über den Tag verteilt kann dein Kind immer wieder einen Schluck davon nehmen. Heidelbeertee schmeckt den meisten Kindern gut! Doch wenn dein Kind ihn ablehnt, ist das kein Beinbruch. Bleibt einfach bei Wasser und verdünntem Saft. Hauptsache Flüssigkeit!

Geriebener Apfel

Als Alternative, falls die Karottensuppe (▶ S. 133) gar nicht schmeckt, dein Kind aber schon ein bisschen Appetit hat, kannst du einen geriebenen Apfel anbieten. Die im Apfel enthaltenen Pektine binden im Verdauungstrakt Flüssigkeit und Gifte, ähnlich wie die gekochten Karotten.

So einfach geht's

Reibe einen Apfel mit Schale und lass ihn eine Weile stehen, sodass er etwas braun wird. Löffelweise gegessen, kann der Apfel beim Abheilen des Infektes unterstützen.

Variante: Seid ihr schon verlässlich auf dem Wege der Besserung, kann der geriebene Apfel auch mit Banane, etwas gekochten Haferflocken oder weichem Reis gemischt werden – das wird gut vertragen und gibt neue Kraft.

Wenn dein Kind gar nichts essen mag, ist das auch in Ordnung. Solange ihr nicht auf das Trinken vergesst, könnt ihr ein oder zwei Tage Nahrungskarenz aushalten. Und dann ist der Spuk meist vorbei!

> **Selbstfürsorge**
>
> *Dass es für pflegende Eltern unglaublich anstrengend ist, Tag und Nacht für ihr krankes Kind da zu sein, ist wohlbekannt. Geht dann ein Magen-Darm-Infekt in der Familie reihum, fordert das die Erwachsenen meist sehr. Versuch, trotz der vielen Wäsche und der liebevollen Zuwendung auf deine Ressourcen zu achten. Organisiere dir Mini-Auszeiten und bitte Freunde um Hilfe. Denn ganz oft ist die Mama die Letzte in der Reihe, die krank wird. Auslöser ist nicht unbedingt eine Ansteckung – manchmal geht uns einfach die Kraft aus.*

Karottensuppe (Moro-Suppe)

Ein Arzt namens Ernst Moro hat diese Suppe in unserem Sprachraum bekannt gemacht. Ihre Wirkung überzeugt seit Generationen und hat in Zeiten,

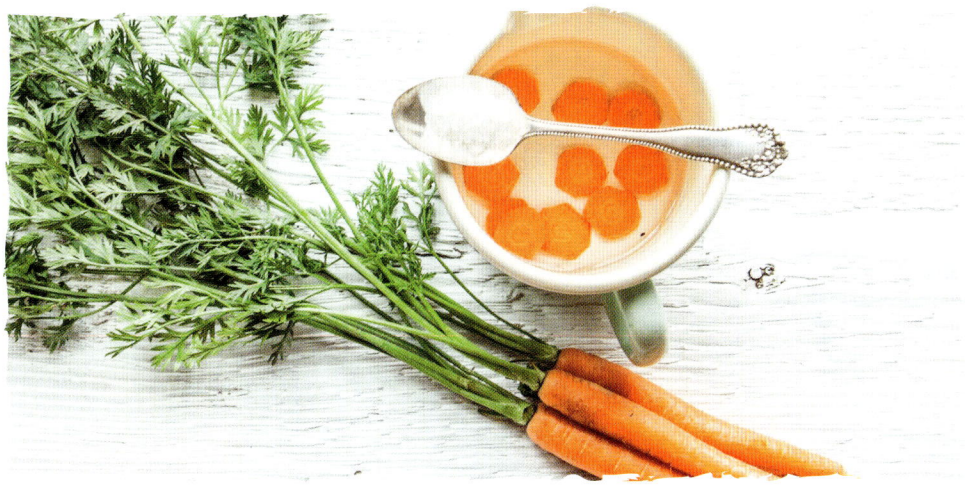

in denen Medikamente schwer verfügbar waren, verlässlich bei der Eindämmung von Durchfall geholfen. Heute ist ihre Wirkung wissenschaftlich belegt.

So einfach geht's

In ca. 1 Liter Wasser 0,5 Kilogramm kleingeschnittene Karotten mit etwas Salz aufkochen und etwa eine Stunde lang auf kleiner Flamme köcheln lassen. Die gekochten Karotten anschließend pürieren. Der entstandene Brei wird wieder mit Wasser aufgegossen. Gegebenenfalls nachsalzen – fertig!

Die Suppe könnt ihr sofort bei Beginn eines Durchfalls immer wieder löffelweise zu euch nehmen. Durch das regelmäßige Essen der Suppe wird dem Körper sowohl Flüssigkeit als auch Salz zugeführt. Eine perfekte Unterstützung für den geschwächten Organismus!

Gut zu wissen!

Erreger, die zu Durchfall führen, wandern mit der Nahrung in den Darm. Dort versuchen sie, an der Darmwand anzudocken. Gelingt ihnen das, vermehren sie sich und schütten Gifte aus, die das Gewebe angreifen. Sind sie dabei erfolgreich, entwickelt sich eine Durchfallerkrankung.

Beim langen Kochen der Karotten entstehen mittellange Zuckerketten, sogenannte Oligosaccharide. Diese ähneln den Rezeptoren im menschlichen Darm. Die Krankheitserreger docken daher statt an den Darmwänden an den Oligosacchariden an und werden mit ihnen ausgeschieden. Die Gifte werden auf diese Weise aus dem Körper befördert und der Durchfall klingt schneller ab.

Vorsicht!

Wenn dein Kind mehrere Tage lang Durchfall hat oder fiebert und sich nach 2–3 Tagen keine Verbesserung abzeichnet – konsultiere deine Ärztin!

Diffuses Bauchweh: SOS-Meldungen vom „Bauchhirn"

Bauchschmerzen haben bei Kindern oftmals keine organischen Ursachen. Das „Bauchhirn" – also die Verbindung von Gefühlen und Gedanken zum Bauch – ist bei Kindern noch erhalten.

Aufregung, Schulangst, erste Verliebtheit, Lampenfieber, Streit und viele andere Lebensumstände schlagen sich in der Verdauung und im Bauchgefühl unserer Kinder nieder. Bei wiederkehrenden Bauchschmerzen muss natürlich abgeklärt werden, ob es körperliche Ursachen, Nahrungsunverträglichkeiten oder Ähnliches gibt. Ist dies nicht der Fall, so kann man mit wärmenden Bauchwickeln, Kirschkernkissen und sanften Ölmassagen unterstützen. Während der Streichelmassage ist dann auch Zeit, um mit deinem Kind ein ruhiges Gespräch zu führen: einfach mal zuhören und Aufmerksamkeit widmen; die Gelegenheit bieten, ein belastendes Thema anzusprechen.

Älteren Kindern, vor allem ab dem Schulalter, kann man den Zusammenhang zwischen Gedanken und Bauch auch erklären. So kann man ihnen die Angst vor einer Krankheit als Grund für die Beschwerden nehmen.

Oder nähere dich dem Thema in etwa so: „Dein kluger Körper spürt und zeigt dir, dass du wegen der Schularbeit morgen aufgeregt bist." Der Aufregung kann man dann auf unterschiedlichste Weise beikommen, meist helfen aber auch schon ein Gesprächsangebot und das Ernstnehmen der Beschwerden. Sorgen ansprechen, Gelegenheit zum Ausweinen geben und empathisch da sein, ist eine enorme Unterstützung.

Wenn tatsächlich schulische Herausforderungen zu Bauchschmerzen führen, dann gib deinem Kind bitte nicht das Gefühl, dass es „wegen einer Kleinigkeit übertreibt". Nimm die Ängste ernst. Gestehe zu, dass eine Aufgabe schwierig ist. Aussagen wie „Das ist doch eine Kleinigkeit", „Das ist doch ganz leicht", „Das ist ganz einfach zu schaffen …" würden dein Kind noch mehr unter Druck setzen.

In ▶ Kapitel 9 („Schlaf gut") findest du viele Ideen zur abendlichen Beruhigung und Unterstützung aufgeregter Kinder. Probiert eines der Rezepte aus! Ein bisschen Entspannung kann auch dem angespannten Bauch helfen.

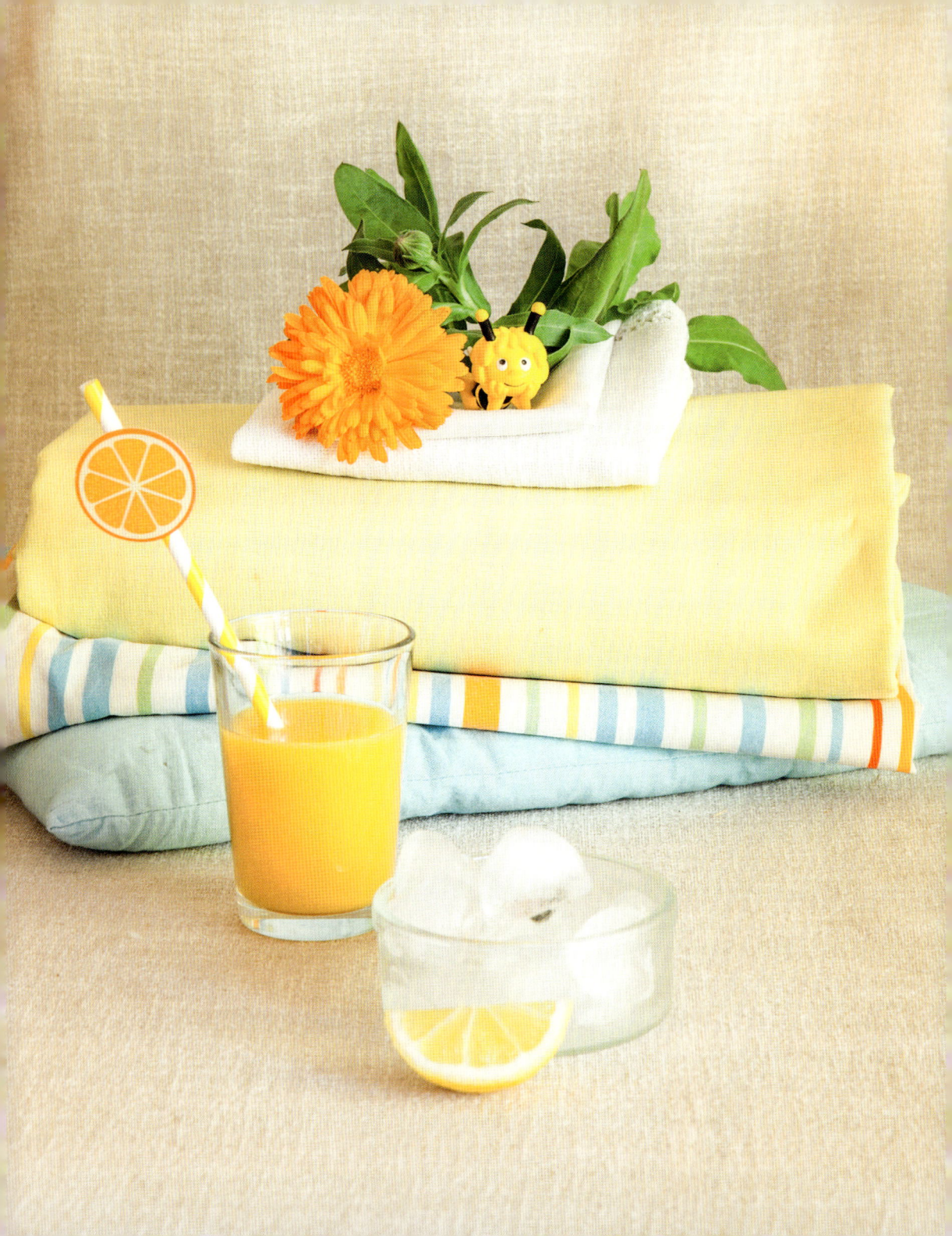

6. Unsere Schutzhülle: die Haut

Unser ganzes Leben lang begleitet uns unsere Haut als Schutzmantel und verlässliche Außengrenze zu unserer Umwelt. Sie hat die wunderbare Fähigkeit, Ausscheidungsprodukte des Körpers abzugeben, aber auch Stoffe von außen aufzunehmen – die Haut erlaubt uns, sinnlich die Umgebung zu erspüren. Der Beginn des Lebens ist auch für unser größtes Sinnesorgan eine große Umstellung: Nach 9 Monaten in der perfekten Umgebung des Fruchtwassers beginnt für die Haut bei der Geburt eine Zeit großer Wandlungen und Herausforderungen.

Versuch daher, besonders sorgfältig darauf zu achten, was du an die Haut deines Kindes heranlässt. Umweltfaktoren können das Gleichgewicht der Kinderhaut stören, Giftstoffe in der Kleidung, aus dem Waschpulver oder aus Windeln, Feuchttüchern und Badezusätzen können Hautirritationen hervorrufen. Natürlich gibt es auch angeborene Krankheiten und besondere Herausforderungen für die Haut – diese besprichst du am besten mit deiner Ärztin. Doch auch gesunde Haut verlangt am Beginn des Lebens besondere Aufmerksamkeit.

Der vielzitierte „Spiegel der Seele" zeigt auch innere Veränderungen an der Körperoberfläche. So können viele Veränderungen auf der Haut sichtbar werden: In der Zahnungs- oder in Entwicklungsphasen, bei Hormonumstellungen, wenn Speisen nicht gut vertragen werden oder das Immunsystem geschwächt ist, reagieren manche Menschen mit Veränderungen der Haut.

Treten keine Krankheiten auf, wird sich die Haut deines Babys ganz von allein zu einer gesunden Kinderhaut entwickeln. In speziellen Fällen kann es aber vorübergehend zu Störungen kommen. Für diese Fälle gibt es natürlich wieder viele bewährte Hausmittel von erfahrenen Müttern.

EMPFINDLICHE, JUCKENDE UND TROCKENE HAUT

Da die Babyhaut um ein Vielfaches dünner und weniger mit Fett aus Talgdrüsen versorgt ist als die Haut von Erwachsenen, ist sie besonders durchlässig, empfindlich und trocknet schneller aus. Es ist völlig normal, dass Babyhaut sich in den ersten Wochen nach der Geburt schält, dass kleine Unreinheiten entstehen, Rötungen und Schuppen auftauchen. Es dauert einige Zeit, bis die Haut sich an das Leben in der Luft gewöhnt hat, und erst nach ungefähr 2 Jahren ist die Hornschicht, die Schutzbarriere der Haut, fertig aufgebaut. Daher sollte man auch vorsichtig mit frühzeitigen Diagnosen sein. Wenn Kinderhaut sich möglichst unbeeinflusst von chemischen Zusätzen entwickeln kann, lösen sich viele Störungen aus der frühen Kindheit in Luft auf.

> **Vorsicht!**
>
> *In den ersten Lebensjahren reicht es völlig aus, Kinder mit Wasser zu waschen. Das Motto „Weniger ist mehr" gilt bei der Haut von Babys und Kindern noch mehr als in anderen Bereichen. Auch wenn die Hersteller von Pflegeprodukten anderes postulieren: Die in diesen Produkten enthaltenen Farb-, Duft- und Konservierungsstoffe sind der gesunden Entwicklung der Kinderhaut abträglich!*

Pflegende Pflanzen

Nachtkerze, Aloe Vera

Wenn dein Kind zu besonders trockenen Hautstellen oder sogar Neurodermitis neigt, lohnt ein Versuch, die betroffenen Areale mit hochwertigem, biologischem **Nachtkerzenöl** zu pflegen. Berichte über erstaunliche Erfolge durch die Hilfe dieses natürlichen Öls bei schuppiger und trockener Haut ermutigen viele dazu, Nachtkerzenöl bei sehr trockener Haut auszuprobieren. Weist dein Kind bereits Hautirritationen auf, verwende keine ätherischen Öle – sie können zusätzlich reizen. Ebenso beliebt wie Nachtkerzenöl ist der Gel-artige Pflanzensaft der Aloe Vera. Die Blätter werden aufgeschnitten, der Saft wie eine Bodylotion auf die Haut aufgetragen. Auf der Haut wirkt Aloe Vera antioxidativ, zellschädigende Stoffe werden also neutralisiert. Außerdem versorgt uns die in Wüsten beheimatete, wässrige Pflanze mit Feuchtigkeit und wirkt kühlend und entzündungshemmend.

Kinder-mögen-Hausmittel-Tipp

Hat dein Kind eine gesunde, unauffällige Haut, ist es nicht nötig, diese pflanzlichen Helfer zur täglichen Pflege zu verwenden.

Rose

Die Rose ist bekannt für ihre hautpflegende und einhüllende Wirkung.

Rosenhydrolat ist eine feine Hilfe, wenn dein Kind unter Windeldermatitis leidet oder einen Hautpilz hat. Du kannst es in jeder Drogerie oder Apotheke kaufen. Außerdem lindert es den Juckreiz – auch bei Windpocken! –, wenn man es auf die betroffenen Hautareale aufsprüht. Achte darauf, nur alkoholfreie Hydrolate zu verwenden.

Rosen-Badesalz kann ein wunderbarer Badezusatz sein, wenn du und dein Kind auf chemische Zusätze, nicht aber auf einen feinen Duft verzichten möchtet. Die Herstellung von Badesalz ist genial einfach, das Grundrezept findest du auf ▶ S. 23. Verwende statt dem dort beschriebenen Lavendelöl einfach ätherisches Rosenöl.

Wenn du das Salz sparsam mit dem Badewasser vermengst, wird die Haut nicht ausgetrocknet. Die Faustregel zur Dosierung: Eine (Kinder-)Handvoll Badesalz auf eine (Kinder-)Badewanne. Bade dein Kind nur kurz. Auch das hilft, die Austrocknung der Haut zu verhindern.

 Kinder-mögen-Hausmittel-Tipp

Als Zutat für dein Badesalz eignet sich zur Hautpflege und zum entspannten Verwöhnen die Zugabe von Rose gemeinsam mit Lavendel. Beide 100 % ätherischen Öle können auch bei kleinen Kindern schon sparsam verwendet werden und harmonieren auch gut miteinander.

WUNDER, GERÖTETER BABYPOPO

Für viele Wickelkinder sind Hautirritationen leider ein Thema, das sie oft und lange begleitet und das besonders unangenehm ist. Vor allem Kinder, die häufig Stuhl haben, sind betroffen, aber auch in der Zahnungsphase, wenn Speisen nicht gut vertragen werden oder das Immunsystem geschwächt ist, kann die Haut mit Rötungen reagieren. Chemische Zusatzstoffe in Einwegwindeln und Feuchttüchern sind ebenfalls häufig Ursache für Hautirritationen.

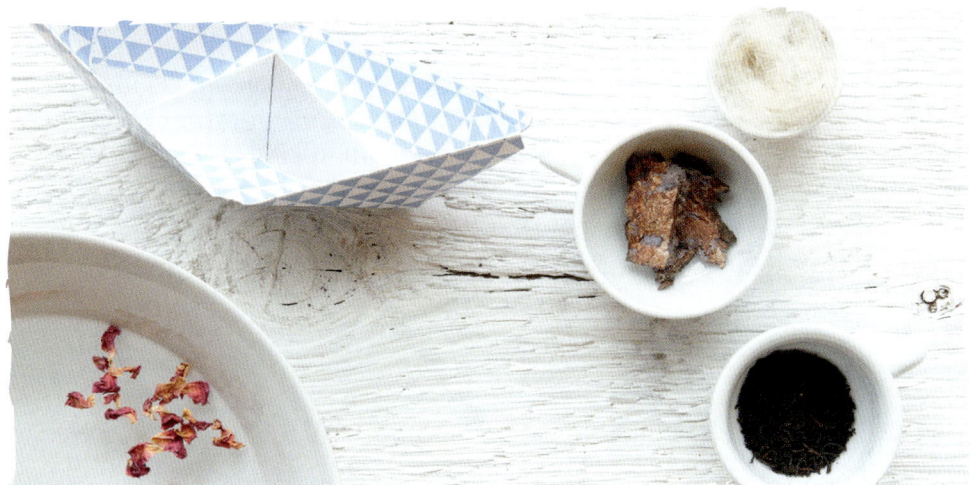

Erste Hilfe

- Schon bei den ersten Anzeichen könnt ihr zumindest zeitweise auf die Windel verzichten: Leg eine saugfähige Unterlage unter dein Baby und lass es nackt strampeln. So wird die Haut mit Luft und Licht versorgt.
- Achte auch darauf, die Windel deines Babys häufig zu wechseln, besonders wenn es mehrmals täglich Stuhl hat.
- Vermeide die Verwendung von handelsüblichen Feuchttüchern. Diese Produkte enthalten chemische Duft- und Konservierungsstoffe, die auf der Wunde brennen und zusätzlich reizen. Ein weicher, mit Wasser befeuchteter Lappen und gegebenenfalls etwas Öl auf einem weichen Baumwoll- oder Kosmetiktuch genügen, um den Po zu reinigen.

Muttermilch

Muttermilch ist unschlagbar praktisch als Hautpflegeprodukt! Hat man ein Stillbaby, ist sie stets verfügbar, kostenfrei und laut neuester Forschung beinahe wunderwirksam. Die Zusammensetzung der Muttermilch aus Wasser, verschiedenen Fetten, Laktose, einer großen Menge Vitamine wie beispielsweise Vitamin A, welches das Hautzellenwachstum fördert, sowie teilweise antibakteriell wirkenden Proteinen, Mineralien und Spurenelementen erklärt, wieso sie nicht nur Babys groß und stark macht, sondern auch äußerlich verwendet eine wertvolle Hilfe sein kann. Die spezielle Zusammensetzung pflegt die Haut, baut sie auf und bekämpft Bakterien und auch Entzündungen.

So einfach geht's

Etwas Milch ausstreifen und die gereinigte Babyhaut damit betupfen.

Muttermilch kann auch vorbeugend und zur Pflege von Rötungen als Badezusatz verwendet werden!

Schwarztee und Käsepappeltee

Seit Generationen schwören Mamas und Hebammen auf stark ausgezogenen Schwarztee und/oder Käsepappeltee als Hilfsmittel bei wunder Haut. Die enthaltenen Gerbstoffe lindern merklich, helfen beim Abheilen bereits wunder Stellen und desinfizieren ganz sanft. Die Gerbstoffe helfen der Haut, sich zusammenzuziehen, Schwellungen und Pusteln heilen schneller ab.

So einfach geht's

Einige Beutel biologischen Schwarztee in Wasser ungefähr 10 Minuten ziehen lassen. Mit dem lauwarmen Tee den Po vorsichtig reinigen und die gerötete Haut abtupfen. Auch juckende Windpocken-Bläschen können mit Schwarztee betupft werden. Anschließend an der Luft abtrocknen lassen. Die Wunde nicht feucht mit der Windel „abdichten" – das würde die Haut weiter aufweichen!

Sitzbad

Wenn dein Baby oder Kleinkind gerne badet, ist ein Sitzbad mit Eichenrindensud oder Schwarz- und Käsepappeltee eine weitere Möglichkeit, um gereizte Haut im Windelbereich zu unterstützen. Sitzbäder können mehrmals täglich wiederholt und über mehrere Tage hinweg immer wieder durchgeführt werden. Die oben genannten Zusätze wirken zusammenziehend und hemmen die Ausbreitung von Keimen auf der Haut. Der Eichenrinde wird nachgesagt, dass sie die angegriffenen Stellen wie eine zweite Hautschicht beschützen kann. Um den Eichenrindensud für ein Sitzbad selber herzustellen, benötigst du eine gute Handvoll Eichenrinde, die du in etwa 1 Liter Wasser kurz aufkochst. Lass den Sud weitere 20 Minuten ziehen und seihe dann die Rindenstücke ab. Der Sud reicht für 1–2 Bäder. Er ist auch in Apotheken und Drogerien als fertiger Badezusatz erhältlich.

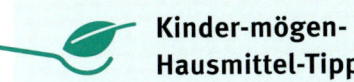

Kinder-mögen-Hausmittel-Tipp

Eichenrindensud kannst du selber herstellen oder fertig in der Apotheke oder Drogerie kaufen. Wenn du die Eichenrindenstücke selber auskochst, verwende einen alten Topf – die dunkle Farbe lässt sich leider oft nicht mehr entfernen.

So einfach geht's

Vermenge den Tee oder Sud mit einer geringen Menge Badewasser in einer kleinen Wanne oder gleich im Waschbecken. Lass dein Kind einige Minuten sitzend darin baden. Es muss kein Vollbad sein – achte darauf, dass die betroffenen Hautareale bedeckt sind. Der Raum sollte gut geheizt sein, damit dein Kind während des Sitzbades nicht friert.

Kinder-mögen-Hausmittel-Tipp

Auch wenn baden lustig ist – vermeide, dass dein Kind zu lange in der Wanne sitzt. Die Haut sollte nicht zu stark aufweichen. Nach dem Bad vorsichtig trockentupfen oder kühl trockenfönen.

Heilwolle – natürliche Schafwolle

Naturbelassene Schafwolle, die nach der Schur nur mit Wasser gewaschen sowie manuell und nicht chemisch gereinigt wird und dadurch einen hohen Wollfettanteil enthält, hat sich als Zutat bei vielen Hausmittel-Anwendungen bewährt. Bei wunder Haut im Windelbereich macht man sich den hohen Lanolin- oder Wollfettgehalt zunutze. Heilwolle gilt als hautpflegend, wärmend, entzündungshemmend und hilft auch, Juckreiz zu lindern.

So einfach geht's

Für die Anwendung bei wundem Babypopo nimmst du ein Stück Heilwolle in der benötigten Größe – die gerötete Stelle soll gut abgedeckt sein! – und legst es dünn in die Windel ein. Wichtig dabei ist, dass Babys Po vorher nicht eingecremt wird, sondern die Wolle direkt mit der Haut in Berührung kommt. Der Fettgehalt der Heilwolle hält die wunde Haut trocken, ohne sie auszutrocknen oder luftdicht abzuschließen.

 Kinder-mögen-Hausmittel-Tipp

Wichtig ist, die Wolle bei jedem Windelwechseln auszutauschen. Sie kann nicht gewaschen und wiederverwendet werden.

> **Vorsicht!**
>
> *Nicht alle Kinder vertragen Wolle auf der Haut. Beobachte die Reaktion deines Kindes genau. Diese Anwendung ist nicht für alle Kinder gleichermaßen geeignet!*
>
> *Wenn Hautstellen nicht nur gerötet, sondern bereits offen sind – keine Heilwolle verwenden!*

Feuchttücher selber herstellen

Für die Reinigung und Pflege von Baby- und Kinderhaut würde Wasser und Öl ausreichen. Zu Hause ist das mit Baumwolltüchern und der Wasserleitung in der Nähe ganz leicht machbar – unterwegs sind Feuchttücher zur Reinigung aber unheimlich praktisch!

Leider reizen die darin enthaltenen chemischen Duft- und Konservierungsstoffe, Parfüms, Alkohol & Co die Haut deines Kindes sehr. Außerdem wächst durch die Verwendung von Feuchttüchern der Müllberg, da die Tücher nicht

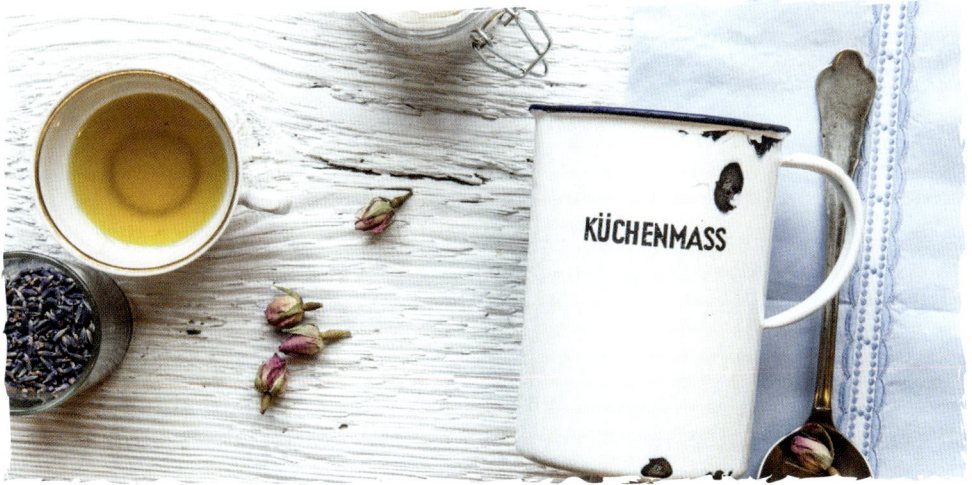

biologisch abbaubar sind. Darüber hinaus sind vor allem die Haltbarmacher sowohl für die Babyhaut als auch für die Umwelt ein Problem. Einige weitere Inhaltsstoffe stehen im Verdacht, Allergien auszulösen.

Eine wunderbare chemiefreie Alternative bieten selbst hergestellte Feuchttücher aus Küchenrolle oder Toilettenpapier und einigen weiteren Zutaten:

Du brauchst:

- 1 Küchenrolle (möglichst weich und reißfest), ja nach Gefäßgröße wird die ganze Rolle mitsamt der innenliegenden Kartonrolle evtl. halbiert
- hochwertiges biologisches Öl (z. B. Olive, Mandel, Jojoba, natürlich auch Ringelblumenöl, aber auch jedes Öl aus der Küche)
- Wasser (destilliert oder abgekocht für die längere Haltbarkeit der Tücher)
- ein Gefäß zur Aufbewahrung (z. B. ein großes Einmachglas, ein Bügelverschlussglas oder eine leere Kaffeedose)
- zusätzlich nach Bedarf: ätherisches Lavendelöl und alkoholfreies Rosenhydrolat

So einfach geht's – Schritt für Schritt

1. Nimm eine reißfeste Küchenrolle und halbiere sie mit einem scharfen Messer, sodass sie in dein Aufbewahrungsglas passt.
2. Die zurechtgeschnittene Küchenrolle stopfst du dann in ein passendes Gefäß. Ein Vorratsglas etwa eignet sich gut. Für unterwegs sollte man eher auf bruchsichere Plastik- oder Metalldosen zurückgreifen. Manchmal gibt es diese Dosen gratis beim Kauf von Kaffee oder Nüssen – sie sind viel zu schade, um sie wegzuwerfen (oder im Keller verstauben zu lassen)!
3. Bereite eine Mischung aus 200–230 ml destilliertem Wasser und 2–3 EL Öl.
4. Du kannst, wenn gewünscht und vorhanden, 2 Tropfen ätherisches Lavendelöl beimengen. Das riecht fein, wirkt antibakteriell und antimykotisch. Seine entzündungshemmende Wirkung unterstützt zusätzlich, falls der Babypopo mal gerötet ist.

5. Wenn du Rosenhydrolat zu Hause hast, gib auch ein wenig davon zur Wasser-Öl-Mischung hinzu. Es pflegt zusätzlich und verwöhnt unsere Nase! Rosenhydrolat ist besonders angenehm bei Entzündungen und juckender Haut, es wirkt antiseptisch, beruhigend und pflegend.
6. Die Zutaten vermischst du in einem Becher und verquirlst sie kurz.
7. Dann verteilst du die Flüssigkeit auf der Küchenrolle im Glas.
8. Die Küchenrolle wird durch das zugeführte Wasser-Öl-Gemisch sehr weich und ist dann sehr sanft zur Haut.
9. Die vollgesogene Kartonrolle in der Mitte kannst du durch Rütteln und Zupfen entfernen. Wenn sie durchweicht ist, klappt das mit etwas Übung ganz leicht.
10. Die Blätter bei Bedarf einfach nach und nach aus der Mitte herauszupfen.

 Kinder-mögen-Hausmittel-Tipp

Hast du deine Feuchttücher mit Küchenrolle hergestellt, dann entsorge sie bitte mit der Windel im Müll. In der Toilette könnten sie die Rohre verstopfen. 4-lagiges Klopapier kann ebenfalls für die selbstgemachten Feuchttücher verwendet werden, und die darf man dann auch in der Toilette entsorgen.

Haltbarkeit

Da in deinen selbstgemachten Feuchttüchern **keine Konservierungsstoffe** enthalten sind, können sie, besonders in der warmen Jahreszeit, nach einigen Tagen zu **schimmeln** beginnen. Verwende zur Herstellung destilliertes Wasser und vermeide es, den Becher abzudichten. Ein leicht geöffneter Deckel fördert die Belüftung und hilft, Schimmel zu verhindern. Bereite immer nur so viele Feuchttücher vor, wie du in ca. 3–5 Tagen verbrauchen kannst.

Wunder, geröteter Babypopo

Und: Dass die Feuchttücher verderben, ist doch auch ein gutes Zeichen – schließlich weißt du, dass sie viel sanfter zur Haut deines Kindes sind als handelsübliche Produkte, weil sie keine Konservierungsstoffe enthalten.

 Kinder-mögen-Hausmittel-Tipp

Schneller verbrauchen sich die Feuchttücher, wenn die ganze Familie sie verwendet! Sie eignen sich hervorragend als schonende Abschminktücher und als feuchtes Toilettenpapier. In der Schnupfenzeit sind sie auch wunderbare Taschentücher – die kleinen geröteten Nasen werden sie lieben!

AUSZUGSÖLE ZUR HAUTPFLEGE

Zur Hautpflege von kleinen Kindern braucht es kaum spezielle Pflegeprodukte. Weniger ist mehr! Wäschst du dein Kind mit Wasser und vermeidest allzu viele chemische Zusätze, wird die Haut sich gut entwickeln. Solltest du doch trockene Hautstellen oder Rötungen bemerken, was vor allem auch in der Heizperiode vorkommen kann, oder möchtest du dein Kind mit einer Massage verwöhnen, dann eignen sich selbstgemachte Pflegeöle vorzüglich. Wenn du selber Pflanzenteile in Öl einlegst, um ihre Wirkstoffe nutzbar zu machen, dann kennst du den Herstellprozess eurer Pflegeprodukte – sie sind garantiert frei von Duft und Konservierungsstoffen! Du findest in ▶ Kapitel 12 (S. 215) eine ausführliche Beschreibung zur Herstellung von Mazeraten oder Kaltauszügen.

 **Kinder-mögen-Hausmittel-Tipp**

Auch handelsübliche Speiseöle können zu Hautirritationen führen. Durch die unterschiedlichen Zusammensetzungen und Inhaltsstoffe, vor allem bei konventionellen Produkten, sind sie nicht automatisch eine sichere Hautpflege, nur weil sie keine verarbeiteten Pflegeprodukte sind. Achte darauf, möglichst naturbelassene Öle zu verwenden, und beobachte, ob dein Kind das Öl gut verträgt!

Melissenöl

Die Melisse kann wunderbar unterstützen, wenn die Haut nach einem Sonnenbrand oder nach Brennnesselstichen gerötet ist. Außerdem wirkt der Duft der Melisse leicht beruhigend. Dein Melissen-Ölauszug ist daher auch für die abendliche Streichelmassage gut geeignet.

Für die Herstellung folge dem Grundrezept auf ▶ S. 216. Falls du auch Melissenhydrolat hast, könntest du es bei trockener, gereizter Haut zusätzlich vor der Anwendung des Öles aufsprühen, um die Haut mit Feuchtigkeit zu versorgen.

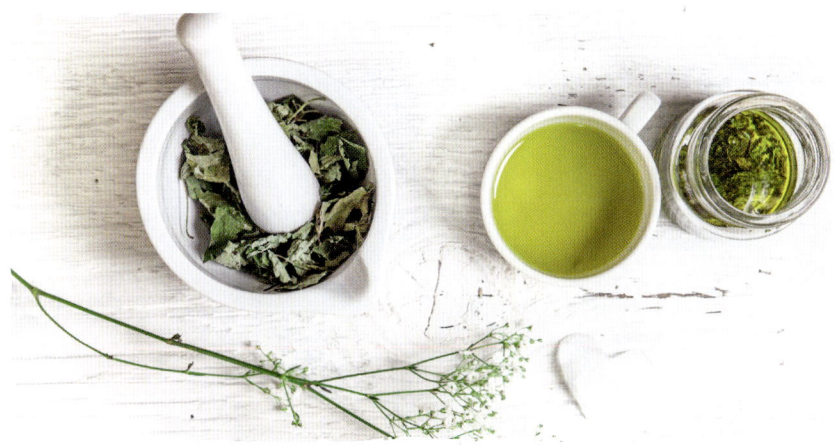

Pflegende Lippensalbe mit Melissenöl – selbstgemacht!

Zusätzlich zu ihrer beruhigenden Wirkung hat die Melisse antivirale Eigenschaften und dadurch unter anderem die Fähigkeit, die Ausbreitung des Herpes-Virus zu verringern. Herpes-Viren sind leider sehr weit verbreitet, in Europa erlebt die Mehrheit der Menschen bereits im Kindesalter das erste Auftreten eines der vielen bekannten Herpesviren. Von da an bleibt das Virus ohne Symptome im Körper verborgen und „erwacht", wenn man durch Infektionen, Stress oder intensives UV-Licht geschwächt ist. Die entstehenden Fieberblasen sind nicht nur unangenehm und schmerzhaft, sie breiten sich auch sehr leicht aus.

Wichtig ist, wie bei allen Methoden der Herpes-Behandlung, dass man schon bei den ersten Anzeichen Melissenöl oder Lippenbalsam auf die betroffene Stelle aufbringt. Die Erfahrung zeigt, dass durch wiederholtes Auftragen von Melissenöl Schmerz, Rötung und Schwellung verringert werden, aber auch die Abheilzeit verkürzt sich. Neigt man wiederholt zu Herpesbläschen an den Lippen, könnte man zur täglichen Lippenpflege auch selbstgemachtes Melissen-Auszugsöl verwenden. Daraus lässt sich in ein paar einfachen Arbeitsschritten ein angenehmer Lippenbalsam herstellen.

So einfach geht's – Schritt für Schritt

1. Das oben beschriebene Melissen-Auszugsöl wird auf 30 bis max. 40 °C erwärmt.

2. Dann wird wahlweise jeweils eine kleine Menge Sheabutter- oder Bienenwachs-Chips in das Melissen-Auszugsöl eingeschmolzen. Die Chips erhältst du in der Drogerie, im Bioladen oder beim Imker.

3. Fülle die Creme in kleine Gläschen oder Tigel. Beim Erkalten erhältst du eine angenehm streichfähige Creme, die du nach Bedarf zur Lippenpflege einsetzen kannst.

Kinder-mögen-Hausmittel-Tipp

Achte stets darauf, ein frisches Wattestäbchen oder saubere Hände zur Entnahme des Öls bzw. der Salbe zu verwenden. Damit verhinderst du Verunreinigungen und neue Ansteckungen.

Vorsicht!

Ätherisches Melissenöl ist nicht das Gleiche wie Melissen-Auszugsöl. Im Hinblick auf ihre Konzentration und Wirkungsstärke sind beide Öle nicht vergleichbar. Ätherisches Melissenöl ist hochkonzentriert und sollte bei Kindern nicht pur auf die Haut aufgetragen werden. Hast du 100 % ätherisches Melissenöl zu Hause, kannst du einen Tropfen mit etwas fettem Öl vermischen und es dann verdünnt anwenden. Achte beim Kauf auf die genaue Bezeichnung „melissa officinalis", denn oft findet man preislich günstigere Öle mit ähnlichen Bezeichnungen, doch sie werden aus anderen Pflanzen gewonnen.

Ringelblumenöl

Für die Hautpflege eignet sich die Ringelblume (calendula) vorzüglich. Sie ist seit Generationen als Wundheilerin bekannt und darf in keinem Garten und natürlich auch in keiner Hausapotheke fehlen!

Wenn du selber die Gelegenheit hast, Ringelblumen zu ernten, dann kannst du dir nach dem Grundrezept für Mazerate in ▶ Kapitel 12 (S. 215) sehr einfach dein eigenes Calendula-Öl herstellen, um damit kleine Wunden zu versorgen oder beim Windelwechseln mit Wasser und Öl den Po deines Babys zu reinigen.

Mithilfe vieler wertvoller Inhaltsstoffe wirkt die strahlende Calendula entzündungshemmend, blutreinigend, antiseptisch und natürlich wundheilend. Sie ist eine der bekanntesten Heilpflanzen und ihre Wirkung ist sehr gut erforscht. Sie wird in vielen Salben, Ölen und Cremen verarbeitet.

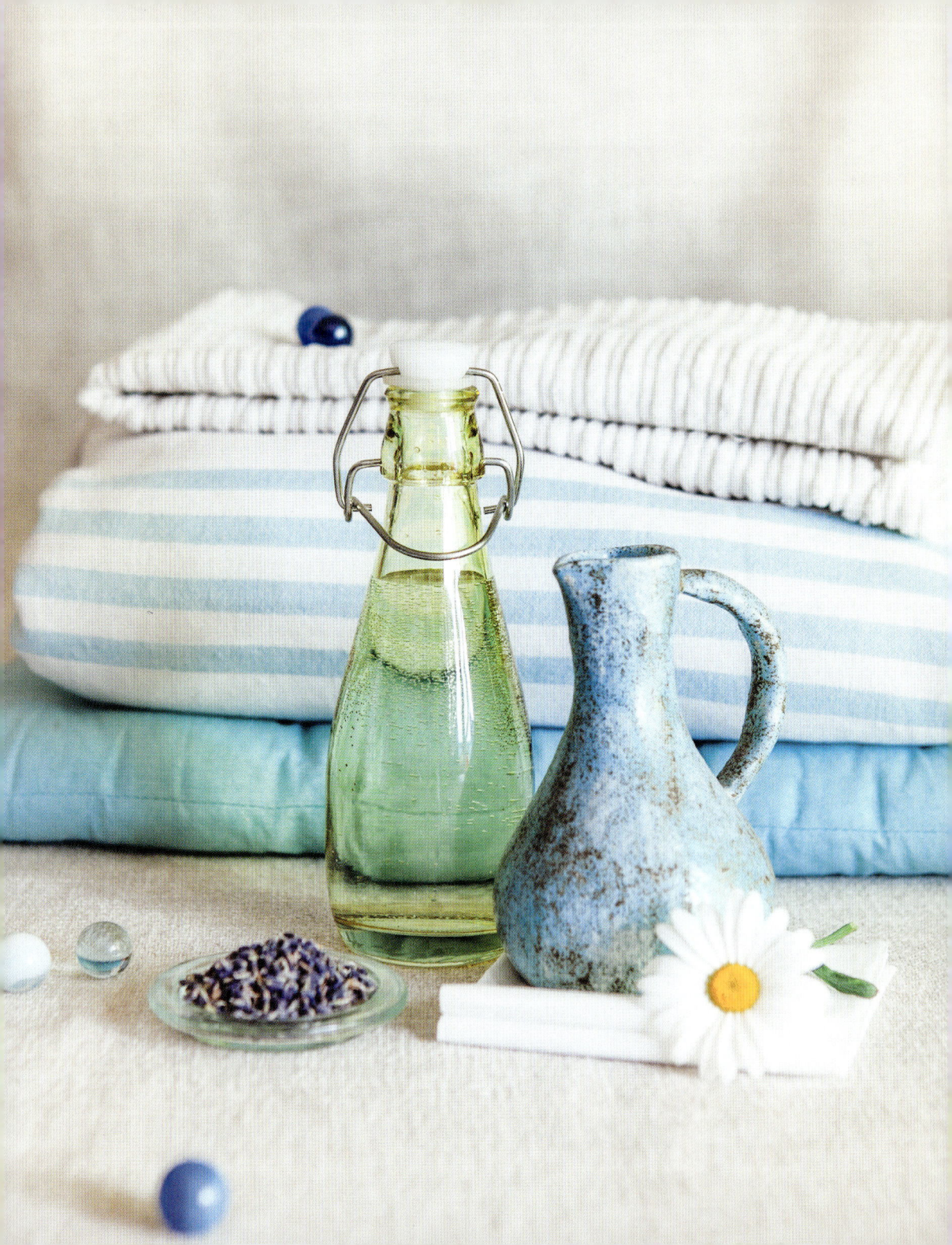

7. Rasche Hilfe bei kleinen Unfällen und Wehwehchen

Die Natur ist die beste Schule für unsere Kinder. Instinktiv matschen die meisten Kleinkinder gern im Sand und in der Erde, kosten Grashalme und Steine. Sind unsere Kleinen erst groß genug, klettern sie auf Bäume, spielen Fußball, werfen Steine oder fahren Fahrrad und Skateboard. Dabei erleben sie viele großartige Abenteuer – die manchmal auch blaue Flecken und Abschürfungen einbringen.

Die eigene Umwelt zu erkunden und die Fähigkeiten des Körpers kennenzulernen, das sind kostbare Sinneseindrücke, die dazu beitragen, dass Kinder sich ganzheitlich gesund entwickeln.

Dabei passieren natürlich immer mal wieder Verletzungen. Das sind leider schmerzhafte, aber auch wichtige Erfahrungen, zeigen sie unserem Kind doch seine (momentanen) Grenzen auf und prägen wichtige Erkenntnisse, die es auch braucht, um zu einem fähigen Erwachsenen heranzuwachsen.

Kinder-mögen-Hausmittel-Tipp

Der Vergleich mit jungen Bäumen, die Wind und Wetter ausgesetzt werden, um starke, robuste Wurzeln ausbilden zu können, gefällt mir sehr gut. Beschützen wir unsere kleinen Bäumchen zu sehr, lassen wir sie nie aus dem Glashaus heraus, dann können Stürme sie später in Schieflage bringen.

Stünden wir Eltern also immer neben ihnen, um vor Gefahren zu warnen, könnten unsere Kinder Einsichten über ihren Körper und über ihre Selbstwirksamkeit nicht gewinnen. Ein wertvolles Geschenk kannst du deinem Kind geben, indem du, statt vor Gefahren zu warnen, unterstützend zur Stelle bist, wenn Blessuren passiert sind. Denn damit zeigst du deinem Kind liebevolle Wege auf, um mit Rückschlägen fertigzuwerden. Und was schnell heilt und vergessen ist, hält nicht von neuen Abenteuern ab!

ABSCHÜRFUNGEN UND KRATZER

Passiert ein Malheur beim Toben in der Natur, ist das erste Mittel, um schnell für Erleichterung zu sorgen: Trost. Nimm dein Kind in den Arm, gib dem Schmerz, der Wut und Enttäuschung Worte und rede das, was passiert ist, nicht klein. Dein Kind hat ein Abenteuer bestanden und ist an irgendeinem Punkt gescheitert. Vielleicht war es auch schon sehr müde und die Kräfte, um die nächste Sprosse auf der Leiter zu erreichen, haben gefehlt. Kleine Verletzungen brauchen manchmal nicht viel mehr als emotionale Unterstützung, um schnell wieder in Vergessenheit zu geraten.

> **Selbstfürsorge**
>
> *Es ist schwer, die Leiden und Frustrationen unserer Kinder auszuhalten, seien sie klein oder groß. Doch Schmerzen sind ein Teil des Lebens, darüber können wir uns nicht hinwegschwindeln. Liebevolles Wegpusten, ein gemeinsames Lied und die Hilfe traditioneller Hausmittel sind Gold wert, um den Rückschlag anzuerkennen und für Erleichterung zu sorgen.*

Erste Hilfe

Wenn sich Erde oder Sand auf der Wunde befinden, spüle sie vorsichtig unter fließendem Wasser oder mit Wasser aus eurer Trinkflasche ab. So kannst du besser erkennen, ob es sich nur um eine leichte Abschürfung oder um einen tieferen Schnitt handelt.

Tiefe Schnitte und Schrammen sollten bluten oder zum Bluten gebracht werden – so werden Schmutz und Keime von innen her ausgespült. Nach dem Reinigen könnt ihr die Wundränder mit einem Pflaster zusammenziehen. So wird die Wunde verschlossen und ist vor reibender Kleidung oder neuerlichem Kontakt mit Schmutz geschützt. Zu Hause angekommen, könnt ihr die Wunde mit Desinfektionsmittel und Wundsalbe oder Ringelblumenöl nachversorgen oder auch ohne Zusätze heilen lassen.

Weitere Zutaten für lindernde Hausmittel bei Abschürfungen und kleinen Schrammen findest du auf der Wiese und im Küchenschrank:

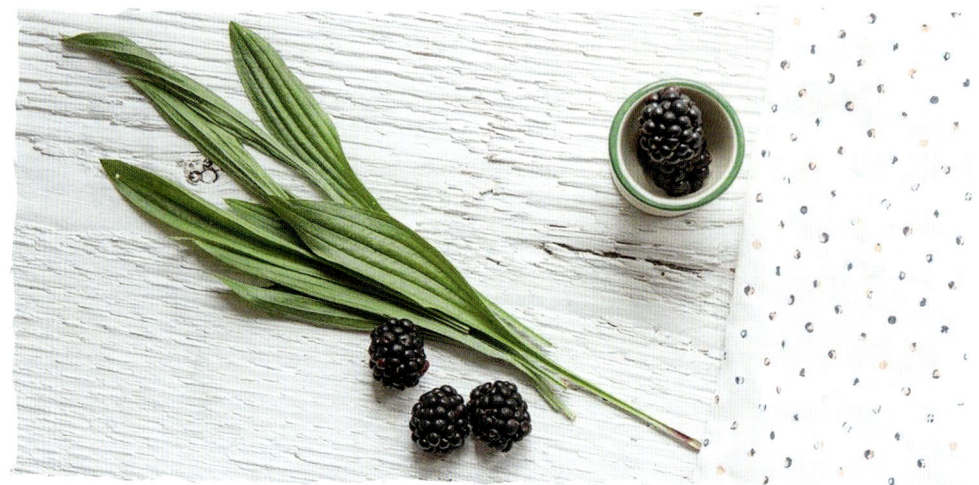

Blätter von Spitz- und Breitwegerich – das „Wiesenpflaster"

Viele Eltern kennen den Effekt: Klebt ein buntes Pflaster auf der Wunde, tut es gleich nicht mehr weh. Warum das so ist? Einerseits ist das sichtbare Blut ein offensichtliches Symbol für den soeben erlittenen Schmerz. Waschen wir das Blut ab, dann ist es schnell leichter, den Schmerz auszuhalten.

Aber das Pflaster ist noch in einer weiteren Hinsicht ein wichtiges Symbol. Es steht für Zuwendung, für Versorgt- und Geborgensein. Mit einer Mama, die weiß, was im Notfall zu tun ist, sieht die Welt gleich wieder anders aus. Hat man einen Erwachsenen zur Seite, der ruhig und sicher handelt, kann man noch viel mutiger durch die Welt gehen.

Nun muss das Pflaster aber nicht unbedingt tatsächlich ein Pflaster sein. Denn wir wissen – Pflaster sind nicht immer in Mamas Tasche. In diesem Fall gibt es einen wunderbaren Plan B, der mindestens ebenso gut hilft, auf jeder Wiese zu finden ist und deinem Kind die gleiche Botschaft vermittelt. Nämlich: „Meine Eltern wissen, was zu tun ist, erkennen meinen Schmerz an und helfen".

So einfach geht's

Pflück ein paar saubere Blätter des Breit- oder Spitzwegerich (dies ist eine sehr weit verbreitete Wiesenpflanze, die an allen Wegesrändern, in Parks und Gärten gedeiht). Zerreibe oder quetsche sie leicht, damit der Pflanzensaft austritt. Aus den angequetschten Blättern lässt sich ein erster, provisorischer Verband formen.

Früher war dies ein gängiger Wundverband in unseren Breiten. Sebastian Kneipps Urteil darüber fiel begeistert aus: „Wie mit Goldfäden näht der Wegerichsaft den klaffenden Riss".

 Kinder-mögen-Hausmittel-Tipp

Wenn ihr spazieren geht oder am Spielplatz seid, nutz die Gelegenheit und zeig deinem Kind die leicht wiederzuerkennenden Blätter des Spitz- und Breitwegerich. Später kann dein Kind diese stets verfügbaren Helfer auch alleine erkennen und auf kleine Kratzer legen, wenn Mama mal nicht zur Stelle ist!

 Kinder-mögen-Hausmittel-Tipp

Kannst du dich noch an diesen Spruch (oder das Lied) aus deiner Kindheit erinnern? „Heile, heile Segen, drei Tage Regen, drei Tage Sonnenschein, dann wird es wieder besser sein."

Dabei wird auf die schmerzende Stelle gepustet. Ihr könnt auch einmal versuchen, den wegfliegenden Schmerz zu entdecken!

Reinigen der Wunde

Zu Hause angekommen, kann die Wunde erneut gereinigt und versorgt werden. Dafür empfiehlt sich z. B. Calendula, die Ringelblume.

Wundbehandlung mit Ringelblumen (Calendula)

Ein alkoholischer Ringelblumen-Auszug kann in der Apotheke oder Drogerie gekauft werden. Den Auszug verdünnst du 1:10 mit abgekochtem oder destilliertem Wasser. Es gibt verschiedene Möglichkeiten, die verdünnte Calendulatinktur zu verwenden:

Sprühflasche

Wenn du dieses Desinfektions- bzw. Heilmittel in einer kleinen Sprühflasche aufbewahrst, hast du immer eine schnelle, einfache Wundversorgung zur Hand. Einfach aufsprühen – fertig. Oder du gibst etwas verdünnte Tinktur auf eine sterile Wundauflage und tupfst damit die Wunde ab.

Calendula-Eiswürfel

Dazu füllst du die verdünnte Ringelblumen-Essenz in Eiswürfelbehälter und frierst sie ein, um sie bei Bedarf schnell zur Hand zu haben.

 Kinder-mögen-Hausmittel-Tipp

Bei Abschürfungen und Kratzern können die Kinder diese Eiswürfel selber auf die betroffene Stelle legen und sich damit rasch helfen. Ich lege manchmal auch eine Kleinigkeit in die Eiswürfel, z. B. ein Gänseblümchen oder eine Murmel. So ist das Wegschmelzen des Calendula-Eiswürfels besonders spannend!

Ringelblumenöl

Zur Nachversorgung der Wunde und um das Abheilen zu beschleunigen, eignet sich Ringelblumenöl hervorragend. In ▶ Kapitel 12 („Mazerate") auf S. 216 findest du ein ausführliches Rezept, um selber ein Auszugsöl aus Ringelblumen herzustellen. Mithilfe vieler wertvoller Inhaltsstoffe wirkt die wunderschöne Calendula entzündungshemmend, abschwellend, blutreinigend und natürlich wundheilend. Hast du ein solches Öl zu Hause, ob gekauft oder selbst gemacht, beträufle damit die Schrammen deines Kindes, und der Sturz ist bald vergessen.

Selbstheilungskräfte – über Nacht ist (fast) alles wieder gut

Die Fähigkeit zur Selbstheilung der Kinder versetzt uns immer wieder in Erstaunen! Ihr Stoffwechsel und ihre Zellerneuerung gehen unglaublich schnell vor sich. Sprichwörtlich über Nacht heilen Kratzer ab.

Kinder-mögen-Hausmittel-Tipp

Versuch dich und dein Kind an diese wunderbare Selbstheilungskraft zu erinnern. Habt Vertrauen in den gesunden Körper und darin, dass er Wunden an der Haut von selber reinigen und schließen kann. Viele Kinder mögen es sehr, wenn Papa und Mama davon erzählen, wie der Körper kaputte Zellen abtransportiert und neue Zellen wachsen lässt. Einfach so. Dazu müssen wir gar nichts beitragen. Ein wahres Wunderwerk.

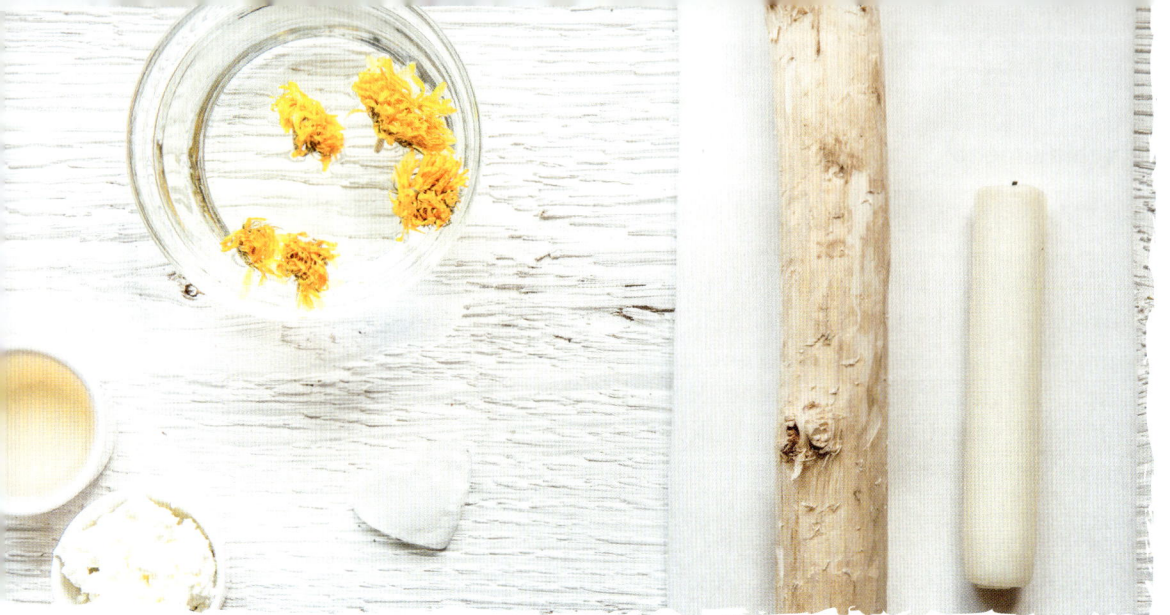

VERBRENNUNGEN UND SONNENBRAND

Manchmal passiert es – ob durch die Sonne, einen unachtsamen Moment mit einer Kerze oder in der Küche. Wenn die Haut verbrannt ist, tut das sehr weh.

Die Naturheilkunde hat einige Rezepte für uns, um Verbrennungen der Haut zu lindern. Sie sind sowohl bei Sonnenbrand wirksam als auch bei kleinen Unfällen mit leichten Verbrennungen und Verbrühungen.

Erste Hilfe bei Sonnenbrand

Seid ihr draußen unterwegs und eine Rötung der Haut wird sichtbar, ist es höchste Zeit, das Sonnenbad zu beenden. Zu Hause angekommen, sollte die Haut gepflegt und genährt werden. Aber auch innerlich sollte dein Kind ausreichend mit Flüssigkeit versorgt werden. Was du brauchst, um erste Hilfe zu leisten, findest du in deinem Küchenschrank.

Milchprodukte

Wenn du **Milchprodukte** wie Quark oder saure Sahne zur Hand hast, kannst du dir deren entzündungshemmende und kühlende Eigenschaften zunutze machen, um die Schmerzen nach dem Sonnenbrand zu lindern. Allerdings nur dann, wenn die Haut leicht gerötet ist und keine offenen Wunden vorliegen. Das Milchprodukt kann direkt auf die betroffenen Stellen aufgetragen werden. Vorsicht – nicht fest reiben, das schmerzt! Die Milchprodukte sollten nicht direkt aus dem Kühlschrank kommen. Erwärme sie gegebenenfalls ein wenig in deiner Hand, bevor sie auf die Haut kommen, sonst ist der Temperaturunterschied auf der Haut unangenehm hoch.

Obstessig

Auch das Aufsprühen von verdünntem **Obstessig** wirkt kühlend und erleichtert die Schmerzen des Sonnenbrandes rasch.

Melissentee

Melissentee wirkt beruhigend, nicht nur wenn er getrunken wird. Er kann auch auf die Haut aufgesprüht oder mithilfe von getränkten Tüchern auf die Haut gelegt werden.

Aloe Vera

Ein weiteres erprobtes Hausmittel bei (sonnen-)verbrannter Haut ist **Aloe Vera**. Wenn du eine Pflanze davon hast, schneide ein Stück ab und gib die austretende Flüssigkeit auf die geröteten Stellen. Die Inhaltsstoffe der Aloe Vera wirken kühlend und heilend. Es gibt auch fertige Gels und Sprays zu kaufen – achte aber auf Qualität und Inhaltsstoffe, da oftmals Produkte mit

Aloe Vera angeboten werden, die kaum etwas mit der ursprünglichen Pflanze gemein haben.

Lavendel-Hautöl

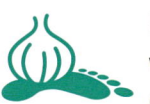 Lavendel ist ein vielseitiges Hilfsmittel für eure Hausapotheke. Er wirkt auch bei Verbrennungen rasch lindernd und heilend! Wenn du kein Lavendel-Auszugsöl hast, aber ätherisches Lavendelöl im Haus ist, kannst du 1 Tropfen des ätherischen Öls gleich direkt in deiner Hand mit einem hochwertigen Hautöl mischen. Du verreibst einfach beides zwischen deinen Händen und streichst die Ölmischung dann vorsichtig auf die betroffene Stelle.

Für die Versorgung der verbrannten Haut empfiehlt sich **Johanniskrautöl** als Basis – dies ist ein Mazerat bzw. kaltes Auszugsöl aus Johanniskraut, das in Öl eingelegt wurde. Diesem auch Rotöl genannten Hausmittel wird seit Generationen eine großartige Wirkung bei Verbrennungen aller Art nachgesagt. Du kannst es solo verwenden oder mit Lavendel kombinieren – es ist in jedem Fall ein wunderbarer Helfer bei leichten Verbrennungen.

 Kinder-mögen-Hausmittel-Tipp

Ein Fläschchen mit 100 % ätherischem Lavendelöl fein fehlt bei uns nie im Urlaubsgepäck, weil wir auf diese Weise für jeden möglichen Verbrennungsfall gerüstet sind.

Kleine Brandwunden

Passiert eine kleinere Verbrennung oder Verbrühung in der Küche oder beim Entdecken von Feuer, kannst du die oben genannten Mittel auch auf kleine Brandwunden, gerötete Hautstellen oder Blasen auftragen. Wichtig ist, dass du Brandblasen nach ausgiebigem Kühlen mit einem schützenden Verband davor bewahrst, vorzeitig aufzubrechen. Das Infektionsrisiko steigt, wenn die Blase geöffnet wird.

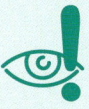

Vorsicht!

Ist die Wunde großflächig, sind große Blasen oder offene Wunden entstanden, kontaktiere gegebenenfalls deine Ärztin und streich keine Hausmittel auf die Wunde!

Das **Kühlen** der Haut sollte in jedem Fall rasch erfolgen. Dazu eignet sich frisches, sauberes Wasser.

Kinder-mögen-Hausmittel-Tipp

Die kühlende Wirkung wird von hand- oder lauwarmem Wasser erfüllt, das man in eine Schüssel oder in ein Waschbecken laufen lässt. Die Kinder können die betroffene Stelle dann darin baden. Die mechanische Reizung durch den Druck von fließendem Wasser kann auf der Wunde zusätzlich schmerzen. Bitte verwende auch nichts Tiefgefrorenes, um die Wunde zu kühlen, dadurch kann es zu weiteren Gewebsschädigungen kommen!

Die von Verbrennungen verursachten Schmerzen sind sehr intensiv. Vor allem in den ersten Stunden nach einem Unfall und bei großflächigen Wunden solltest du über die Gabe von Schmerzmitteln nachdenken und dich mit deiner Ärztin beraten.

Hat dein Kind großflächige Verbrühungen oder Verbrennungen, solltest du auf jeden Fall eure Ärztin kontaktieren oder ins Krankenhaus fahren.

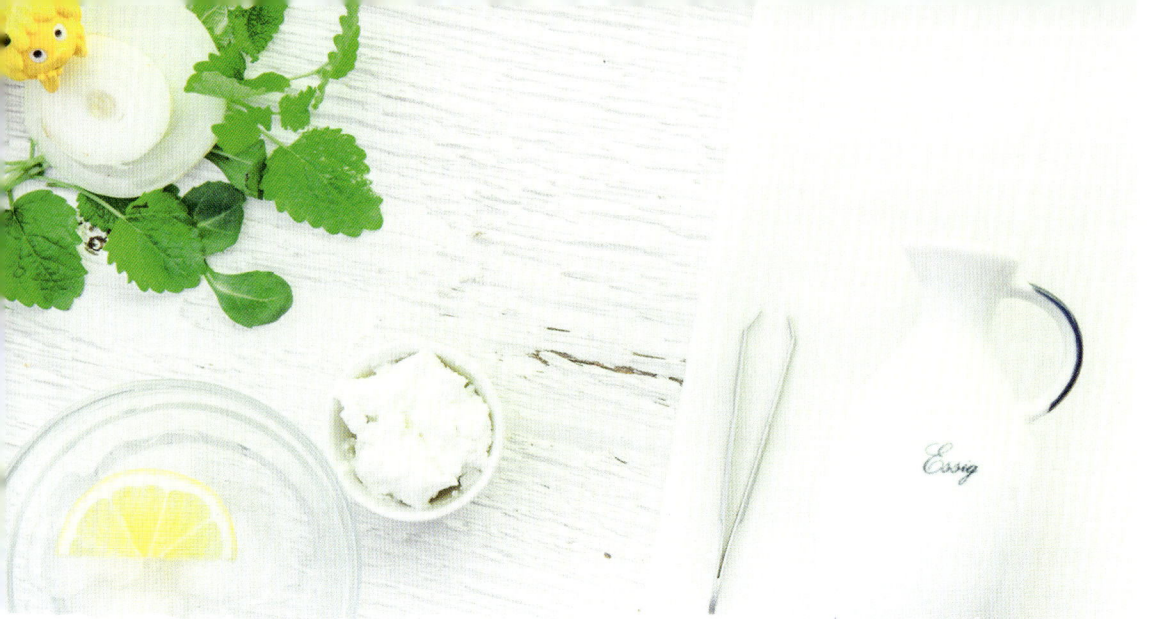

INSEKTENSTICHE

Meist sind Insektenstiche harmlos, doch sie verursachen Schmerzen, und das Jucken in den folgenden Tagen ist vor allem für Kinder sehr unangenehm und schwer zu ertragen. Hat eine Biene oder Wespe gestochen, so muss die Stichstelle zuerst jedenfalls untersucht werden, um den eventuell noch vorhandenen (Bienen-)Stachel schnellstmöglich zu entfernen. Dabei solltest du es vermeiden, den Stachel zu quetschen – besser mit dem Fingernagel drüberkratzen und ihn herausstreichen.

Der erste Schmerz, die Empörung darüber, dass man so unvermittelt verletzt wurde, sorgt oft für große Aufregung. Versuch, gelassen zu bleiben, und vermittle auch deinem Kind Ruhe. So könnt ihr euch besser darauf besinnen, was zu tun ist, um rasch für Erleichterung zu sorgen.

Selbstfürsorge

Der Körper von uns Eltern ist ganz darauf ausgerichtet, auf das Weinen unserer Kinder zu reagieren. Unsere Alarmglocken schrillen unwillkürlich. Da wir nun mit unseren Emotionen beschäftigt sind, fällt es uns schwer, unserem Gehirn klare Gedanken abzugewinnen. Vielleicht hast du schon mal an dir selbst beobachtet, dass du keinen klaren Lösungsweg findest, wenn dein Kind weint.

Falls du daher bei einem Unfall deines Kindes das Gefühl hast, nicht klar denken zu können, bitte jemanden um Hilfe: eine Freundin, deinen Partner, die Familie – jemanden, der dir zur Seite steht, das Pflaster aufklebt, den Arzt anruft oder euch einfach nur beruhigt.

Vorsicht!

Bei bekannten Allergien oder Stichen im Mund- oder Halsbereich sofort kühlen und ärztliche Hilfe suchen! Wenn dein Kind eine bestehende Allergie gegen Insektengifte hat, besprich mit deiner Ärztin, was du im Akutfall immer mit dabeihaben solltest!

Erste Hilfe bei Insektenstichen: kühlen!

- Am einfachsten und immer verfügbar: **Spucke** drauf und pusten – das bringt erste Kühlung, kann immer und überall gemacht werden und hat jeder von uns dabei!
- Mit **Wasser** (evtl. aus der Trinkflasche) abspülen bringt ebenfalls rasch Kühlung und Erleichterung, da sich durch die Gefäßverengung das Gift nicht so weit im Gewebe verteilen kann.

> **Gut zu wissen!**
>
> Nach einem Bienen- oder Wespenstich aktiviert dein Körper ganz rasch Immunzellen. Diese schütten den Botenstoff Histamin aus. Das reizt die Nervenzellen rund um die Stichstelle – es tut weh. Außerdem löst das Histamin jene Entzündung aus, die dafür sorgt, dass die fremden Giftstoffe wieder abgebaut und verletzte oder zerstörte Zellen entfernt werden. Dadurch entsteht eine Schwellung in diesem Bereich, und es kann auch jucken. Kühlende Anwendungen hemmen die Kommunikation deiner Nervenzellen, die Stichstelle wird ein bisschen betäubt. Leg also ein Coolpack auf oder halte den betroffenen Körperteil in kühles Wasser!

Hilfe von der Sommerwiese

Spitzwegerich

Der Spitzwegerich ist ein verlässlicher Helfer bei Insektenstichen: einfach einige Blätter leicht zerreiben und drücken, sodass der Saft austritt. Wenn man mag, kann der grüne Saft auch noch mit Spucke vermischt werden. Dann wird der Brei wie ein Pflaster auf die Stichstelle gelegt. Pusten und beruhigendes Begleiten des Kindes sind sehr wichtig, bringen weitere Kühlung und sorgen für Erleichterung! Auf ▶ S. 156 findest du ein Bild der Blätter, so kannst du den Spitzwegerich schnell an Wegesrändern und auf Wiesen erkennen.

Sauerampfer

Der Saft des Sauerampfers enthält ebenfalls beruhigende, schmerzstillende Pflanzenstoffe und kann auf den Stich gelegt werden. Zusätzlich kann dein Kind die Blätter des sauren Ampfers auch kauen. Er enthält viele Vitamine und Mineralstoffe, und sein herrlich saurer Geschmack bringt, wenn auch keine Schmerzstillung, so doch jedenfalls Ablenkung, um die Tränen nach dem Stich zu vertreiben.

Frauenmantel und Gänseblümchen

Eine wohltuende Alternative sind auch die Blätter von **Frauenmantel** und **Gänseblümchen**. Zerreibe die Blätter, sodass der Saft austritt, und leg sie auf die gerötete Stelle. Danach könntet ihr noch ein kühles, feuchtes Tuch darüberlegen oder die Blätter damit fixieren.

Melissenblätter

Melissenblätter wirken antibakteriell, antiviral und beruhigen die Haut an der Einstichstelle. Einfach ein paar Blätter leicht drücken und auf die Stichstelle legen. Falls du Melissen-Auszugsöl hergestellt hast, kannst du es zur Nachbehandlung des Stiches verwenden. Das Rezept zur Herstellung von Auszugsölen findest du auf ▶ S. 216.

Hilfe aus der Küche

Zwiebel & Co

Der frische Saft von Zwiebel, Porree und Knoblauch wirkt schmerzlindernd und entzündungshemmend bei Insektenstichen. Die Inhaltsstoffe der Zwiebelpflanzen reinigen, sind basisch und verhindern stärkeres Anschwellen. Die Freisetzung von Histamin im Körper wird gehemmt und der Juckreiz gelindert.

> **Gut zu wissen!**
>
> *Einige Inhaltsstoffe der Zwiebel haben eine antibakterielle Wirkung und hemmen auch die Ausschüttung von Histamin im Körper. Das erklärt, warum sie bei Insektenstichen eine rasche Linderung herbeiführen, denn Histamin ist ein körpereigener Stoff, der bei einem Stich freigesetzt wird und dann Reaktionen wie Rötung und Schwellung an der Stichstelle auslöst.*

So einfach geht's

Zwiebel halbieren und etwas drücken, sodass der Saft austritt, und mit der Schnittfläche auf den Stich legen. Du kannst die Scheibe mit einer Mullbinde oder einem Pflaster auch fixieren. Wenn sie austrocknet, erneuerst du die Zwiebelscheibe.

Kinder-mögen-Hausmittel-Tipp

Gemeinsam mit einem kleinen Taschenmesser sollte eine Zwiebel in der Badetasche oder im Wanderrucksack niemals fehlen! Meist passiert ein Insektenstich draußen, auf Ausflügen. Dann sind wir dankbar, dass wir unsere Kinder unterwegs unterstützen können. Die Wirkung der Zwiebel ist wirklich unschlagbar!

Essig und Zitronensaft

Essig und Zitronensaft sind weitere Möglichkeiten, um Hautreaktionen abzumildern. Beide wirken desinfizierend, abschwellend, schmerzlindernd und lösen Insektengift auf. Der Essig wirkt leicht kühlend, wenn er auf der Haut verdunstet.

So einfach geht's

Seid ihr in der Nähe einer Küche, kannst du normalen Salatessig, mit Wasser verdünnt, auf ein Tuch geben und die Stiche damit abtupfen.

Das getränkte Tuch auf die Einstichstelle halten. Der Essig verdunstet auf der Haut und hinterlässt durch die Verdunstungskälte ein angenehm kühles Gefühl.

Kinder-mögen-Hausmittel-Tipp

Verdünnten Obstessig oder Zitronenwasser kannst du auch in Eiswürfelformen gießen und einen kleinen Vorrat für die Sommermonate aufbewahren. Wenn du ein Gänseblümchen oder winzige Kieselsteinchen, Glitzer oder Murmeln mit einfrierst, wird das Anwenden zugleich zum spannenden Spiel und der Schmerz ist schnell vergessen!

Umschläge

Linderung bringt verlässlich auch das Anwenden von kühlen Auflagen und Umschlägen, da sie die Schmerzwahrnehmung leicht betäuben und die Schwellung mildern. Kalte Quarkauflagen wirken abschwellend und entzündungshemmend, aber auch kühle Wasserkompressen lindern merklich – wenn dein Kind also alle Hausmittel verweigert, dann ist Wasser allein auch ein tolles Hilfsmittel!

 Kinder-mögen-Hausmittel-Tipp

Gib deinem Kind das mit kühlem Quark gefüllte Tuch in die Hand und lass es selbst bestimmen, wie es den Stich „behandeln" möchte. So kann es aktiv etwas zur Verbesserung beitragen.

Gut zu wissen!

Quark enthält Milchsäurebakterien. Diese öffnen die Poren deiner Haut und regen die Durchblutung an. Beides führt dazu, dass Entzündungsstoffe aus dem Körper ausgeschieden werden können. Wenn die Stichstelle also anschwillt, hilft kühler Quark, um zu lindern!

Die Tage nach dem Stich

Schwellen Bienen- oder Mückenstiche in den Tagen nach dem Stich an, kannst du weiterhin kühlen Quark auflegen. Vermischt mit einem Tropfen ätherischen Lavendelöls, wirkt er noch intensiver erleichternd. Außerdem können Zwiebelscheiben aufgelegt werden – diese nach Bedarf wie einen Verband anlegen. Sie bremsen die Ausschüttung von Histamin und lindern Schwellung, Entzündung sowie Hitzegefühl an der Stichstelle, auch wenn der Stich schon einige Zeit her ist.

Kinder-mögen-Hausmittel-Tipp

Beobachte die Stichstelle in den Tagen nach dem Insektenstich. Eine leichte Schwellung und Juckreiz sind normale Symptome beim Abklingen der Beschwerden. Sollte aber eine starke Rötung oder Schwellung auftreten, lass dein Kind von eurer Ärztin untersuchen.

Um die Schmerzen zu lindern und das Abheilen zu beschleunigen, kannst du hier auch die Calendula-Eiswürfel von ▶ S. 158 verwenden!

KONTAKT MIT BRENNNESSELN ODER AMEISEN

In Mitteleuropa ist die Brennnessel so weit verbreitet, dass kleine Naturentdecker unweigerlich irgendwann Bekanntschaft mit ihren heimtückischen Stacheln machen.

Das brennende Gefühl, das beim Kontakt mit den Stacheln entsteht, wird durch eine Mischung aus verschiedenen Säuren herbeigeführt und ist dem Schmerz, den die Säure der Ameisen auf unserer Haut auslöst, sehr ähnlich. Beide Verletzungen entstehen also durch den Kontakt mit Säuren und können daher auch mit den gleichen Hausmitteln behandelt werden.

Die feinen Brennhaare der Brennnessel ritzen bei Kontakt die menschliche Haut ein; der Pflanzensaft kann auf diese Weise in die Haut eindringen. Er enthält eine komplexe Zusammensetzung aus unterschiedlichen Säuren – das erklärt auch die vielfältigen Hautreaktionen, die von der Brennnessel hervorgerufen werden. Dabei reicht die Palette von Jucken bis hin zu intensiven Schmerzen, Rötungen und verbrennungsähnlichen Blasen.

Bist du oder ist dein Kind einer Ameise oder Brennnessel zu nahe gekommen, gibt es eine Vielzahl von Hausmitteln, die euch helfen. **Alles, was bei Bienen und Wespenstichen hilft, könnt ihr versuchen.**

 Kinder-mögen-Hausmittel-Tipp

Wenn ihr im Urlaub am Meer mit Quallen in Berührung kommt, fühlt sich die Haut ähnlich an wie nach dem Kontakt mit Brennnesseln. Du kannst auch in diesem Fall die oben genannten Hausmittel verwenden, um die Schmerzen zu lindern. Besonders Essig hat sich hier bewährt. Beachte, dass der Kontakt mit Süßwasser und das Reiben der Haut die Symptome verschlimmert! Nesselgift und Tentakelreste immer mit Meerwasser abspülen und mit einem Messerrücken (oder einer Bank- oder Kundenkarte etc.) abschaben.

FIESE BLUTSAUGER VERMEIDEN!

Duftspray

Ob Läusezeit in Schule und Kindergarten oder Mückenplage im Sommer – die kleinen Blutsauger sind nicht gefährlich, aber leider sehr lästig! Wenn du dir und deinem Kind den Besuch der winzigen Plagegeister ersparen willst, könnt ihr euch mithilfe von ätherischen Ölen schützen, indem du einfach selber einen Duftspray herstellst, der ihnen ganz und gar nicht schmeckt. Denn Tarnen und Täuschen sind die besten Methoden, um die Tierchen fernzuhalten!

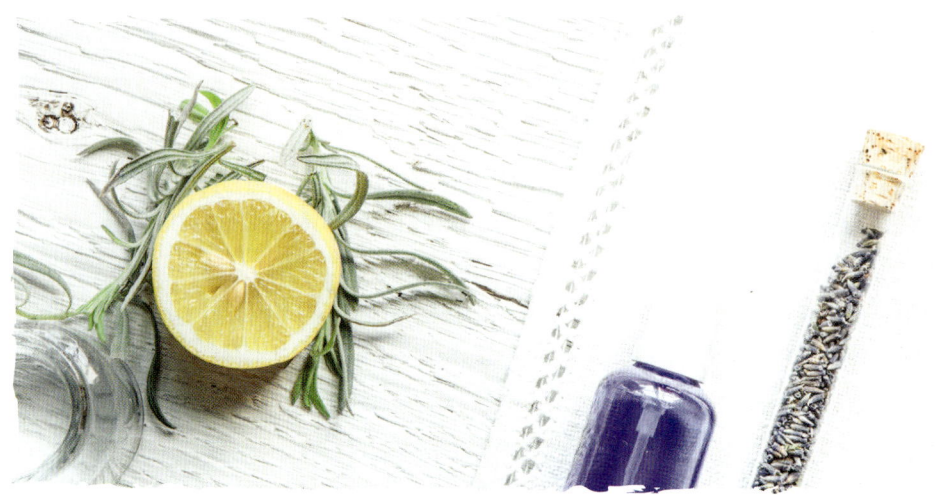

Für deinen Duftspray brauchst du:

- ein kleines Sprühfläschchen mit ca. 50 ml Inhalt (falls du keines zu Hause hast, kannst du eines in der Drogerie oder Apotheke kaufen)
- destilliertes Wasser (optional medizinischen Alkohol oder Wodka)
- 100 % ätherisches Teebaum-, Lavendel-, Zedern- oder Zitronenöl

So einfach geht's – Schritt für Schritt

1. In das Sprühfläschchen gibst du destilliertes Wasser bis ca. 2 cm unter den Rand. Du kannst auch einen Schuss Alkohol dazugeben, um die Haltbarkeit zu erhöhen. Das ist aber nicht unbedingt nötig, wenn du deine Mischung rasch aufbrauchst.
2. Gib anschließend 10–15 Tropfen deines hochwertigen Teebaumöls dazu.
3. Du kannst auch noch 5 Tropfen Lavendel- und/oder Zitronenöl dazugeben, das macht den Geruch etwas gefälliger und unterstützt die Wirkung.
4. Abschließend die Flasche verschließen und gut schütteln.

Kinder-mögen-Hausmittel-Tipp

Falls du ätherische Öle einkaufst, achte bitte darauf, keinesfalls ein „Duftöl" aus dem Supermarkt zu verwenden. Dieses kann reizen und ist von sehr schlechter Qualität oder synthetisch hergestellt. Kauf dir ein hochwertiges ätherisches Öl im Fachgeschäft, im Reformhaus oder in einer Apotheke und lass dich von den Aromaexperten dort beraten.

Ist bekannt, dass in der Kindergruppe Läuse aufgetaucht sind, kannst du die Duftmischung täglich auf Haube, Jacke und Kleidung deines Kindes sprühen. Auch am Garderobenplatz im Kindergarten oder in der Schule kannst du ein paar Sprühstöße verteilen. Wenn du den Körper deines Kindes einsprühst, achte immer darauf, dass nichts in die Augen gerät und dein Kind den Spray nicht direkt einatmet.

Der Geruch ist möglicherweise etwas gewöhnungsbedürftig – aber er bewahrt euch vor Schlimmerem.

Zecken vermeiden und entfernen

Für die warme Jahreszeit und zur Vermeidung von Mücken- und Zeckenbissen kannst du diesen **selbstgemachten Duftspray** auch auf Schuhe, Füße und T-Shirt deines Kindes sprühen.

Gut zu wissen!

Zecken sind blind – sie riechen uns. Sie sitzen auf Grashalmen oder Büschen und strecken das vordere Beinpaar in die Luft. Darauf befinden sich Sinnesorgane, die den Schweiß- und Körpergeruch von Säugetieren, also auch von Menschen, erfassen. Verwirren, tarnen und täuschen mit Duftölen kann also eine effiziente Strategie sein, um erst gar nicht als Wirt erkannt zu werden.

Zecken suchen in den warmen Monaten des Jahres einen Wirt, um Blut zu saugen. Meist kommt ein Nagetier, ein Reh oder Fuchs des Weges – ab und an wird auch ein menschlicher Wirt gewählt.

Der Anblick einer festgebissenen Zecke ist unangenehm, und viele Eltern reagieren mit einer Mischung aus Panik, Wut und Ekel. Folglich sind auch die Reaktionen der Kinder oft sehr aufgebracht.

Selbstfürsorge

Versuch, Ruhe zu bewahren. Dieses dreiste Insekt hat dein süßes Kind als Wirt gewählt – das ist fies. Aber du kannst es rasch entfernen, und es ist äußerst unwahrscheinlich, dass der kleine Zwischenfall Folgen hat.

Umgehend entfernen

Um Krankheitsfolgen von Zeckenstichen zu vermeiden, ist es am wichtigsten, die Zecke so schnell als möglich wieder zu entfernen. Je länger sie am Körper deines Kindes verbleibt, umso höher ist die Wahrscheinlichkeit einer Krankheitsübertragung. Ganz wichtig ist auch, sich nach Spaziergängen oder dem Aufenthalt im Freien abends abzuduschen und den Körper abzusuchen. Die Zecke wandert erst noch auf dem Menschen herum, um sich einen geeigneten Platz zu suchen – das sind Stellen mit dünner, gut durchbluteter Haut, beispielsweise in der Kniekehle, am Hals, in der Achselhöhle oder hinter den Ohren.

Kinder-mögen-Hausmittel-Tipp

Entferne die Zecke immer umgehend und ohne sie vorher mit irgendwelchen Mitteln wie Öl, Klebstoff und Ähnlichem zu beträufeln. Immer wieder liest man von unterschiedlichsten Methoden, um Zecken zum Loslassen zu bewegen. Diese Methoden haben keine erwiesene Wirkung, können aber schlimmstenfalls zusätzliche Reaktionen hervorrufen.

Verwende eine Pinzette, eine Zeckenzange oder eine Zeckenkarte, um die Zecke so nah wie möglich an der Haut deines Kindes zu packen und zügig herauszuziehen. Achte darauf, das Tier nicht zu quetschen oder am Hinterleib zu drücken.

Es passiert leider immer wieder, dass ein kleiner Teil des Beißwerkzeuges in der Haut steckenbleibt. Nach meiner Beobachtung scheidet der gesunde Kinderkörper mit seinen starken Selbstheilungskräften diesen Fremdkörper rasch aus. Kein Grund zur Panik – eine Krankheitsübertragung wird dadurch nicht wahrscheinlicher! Wenn du den Organismus dabei unterstützen möchtest, den Fremdkörper rasch auszuscheiden, kannst du die auf ▶ S. 183 im Abschnitt „Verletzungen durch Splitter und Dornen" angeführten Rezepte verwenden.

Nachbehandlung

In jedem Fall solltest du die Bissstelle desinfizieren und gegebenenfalls mit einem Stift markieren. So kannst du leicht feststellen, ob es in den Tagen nach dem Stich zu einer Veränderung der Hautstelle kommt. Rötungen, Schwellungen und Schmerzen solltest du jedenfalls mit eurer Ärztin besprechen. Auch wenn dein Kind in den Wochen nach einem Zeckenbiss krank wird, ist es vernünftig, der behandelnden Ärztin Bescheid zu geben, dass es einen Zeckenbiss gab.

Kinder-mögen-Hausmittel-Tipp

Zum Nachbehandeln eines Zeckenbisses eignen sich handelsübliche Wunddesinfektionsmittel und anschließend hochwertiges ätherisches Teebaum- oder Lavendelöl, das du, verdünnt mit etwas Haut- oder Speiseöl, direkt auf die Bissstelle streichst.

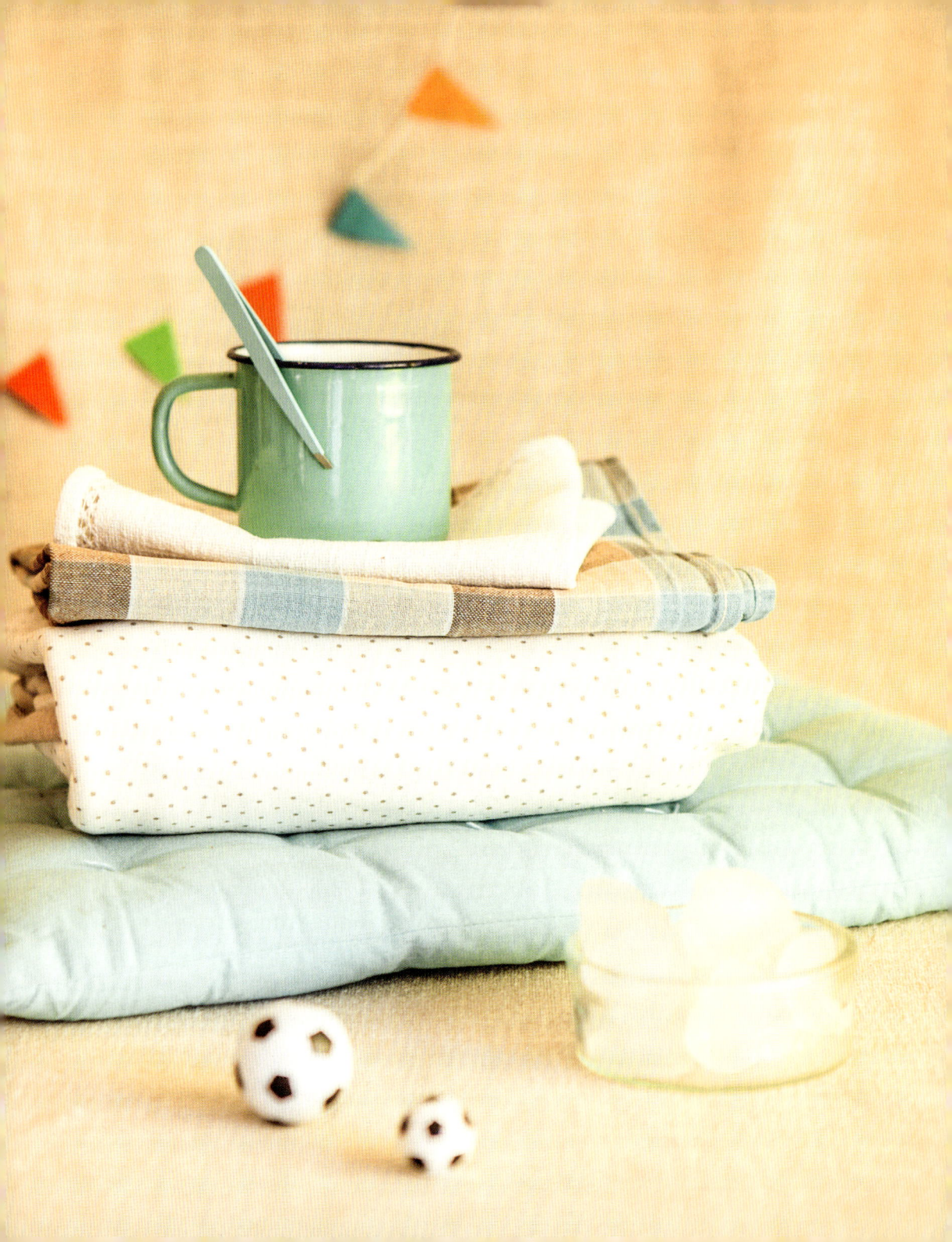

8. Schnelle Helfer für mutige Entdecker: Sportverletzungen, blaue Flecken & Co

Passiert ein Sturz, eine Prellung oder Verstauchung, so ist die Aufregung im ersten Moment besonders groß. Kinder durchleiden den Schmerz intensiv und lautstark, und im Kopf der Eltern tauchen erste Bilder aus der Notaufnahme auf. Doch Panik und Angst sind schlechte Begleiter bei der raschen Einschätzung des Ausmaßes der Verletzung und beim Leisten von erster Hilfe.

Halte dir vor Augen, dass Kinder viel flexibler und widerstandsfähiger sind als Erwachsene. Ein Sturz hat meist weit weniger schwere Konsequenzen. Wenn man sehr aufgebracht ist, kann man jedoch nicht klar denken, da das Gehirn sehr mit den Emotionen beschäftigt ist. Versuch dein Kind sanft mit einem einfachen Gespräch oder einem kleinen Denkspiel zu beschäftigen, dann könnt ihr euch mit mehr Ruhe der Abklärung der Unfallfolgen und der ersten Hilfe befassen.

Erste Hilfe: ruhen und kühlen!

Verwende, was du rasch zur Verfügung hast: kaltes Wasser, ein fertiges Coolpack oder den hilfreichen, kühlen Quark aus dem Kühlschrank. Sorge dafür, dass die kleine Sportlerin erst einmal eine Pause einlegt. Der verletzte Körperteil sollte hochgelagert und ruhiggestellt werden, um die Durchblutung zu verringern.

Vorsicht!

Wenn du zum Kühlen etwas aus dem Tiefkühlfach verwendest, leg es niemals direkt auf die Haut des Kindes – das kann zu größeren Schmerzen und Gewebeschäden führen. Umwickele das Coolpack lieber mit einem Tuch.

Kinder-mögen-Hausmittel-Tipp

Nutze die verordnete Bewegungspause, um darüber zu reden, warum das Gelenk beleidigt ist, um zu besprechen, was ihr dagegen tun könnt, und um abzuklären, welche Hausmittel von deinem Kind akzeptiert werden.

Gut zu wissen!

Durch die ruckartige Überdehnung oder den Aufprall werden bei den meisten kleineren Sportverletzungen Weichteile und Muskeln gequetscht und schwellen in der Folge an. Außerdem werden oft kleine Blutgefäße verletzt. Dadurch können sich Hämatome, also blaue Flecken, bilden. Sehr häufig kommt es auch zu Verstauchungen, also zu Verletzungen der Gelenke. Beim Fußballspielen, Trampolinhüpfen oder Ballspielen werden Gelenke wie das Knie, das Sprunggelenk oder Gelenke an den Fingern überdehnt. Dadurch schwillt das betroffene Gelenk an und schmerzt; außerdem ist seine Beweglichkeit etwas eingeschränkt. Das passiert, weil diese Körperregion dann stark durchblutet ist und der Körper sich bemüht, die Verletzung zu heilen.

Ihr könnt ihm dabei mit verschiedenen Hausmitteln helfen!

Bewährte Hausmittel bei Sportverletzungen

Ist das schmerzende Gelenk ruhiggestellt, kann eine kühle Auflage wunderbar unterstützen! **Quark** und **Kohl** haben sich bei Gelenkbeschwerden aller Art bewährt.

Wenn die Schmerzen in Gelenken und Knochen nicht von einem kleinen Unfall ausgelöst wurden, handelt es sich vielleicht um **Wachstumsschmerzen oder Überbeanspruchung**. Diffuse Schmerzen in Knochen und Gelenken kennen viele 3- bis 6-Jährige. Sie treten meist abends oder nachts auf und es ist keine direkte Ursache auszumachen. Den meisten Kindern hilft es dann, Beine oder Arme sanft zu wärmen und zu massieren, z. B. mit Lavendelöl, oder eben eine Kohl- und Quarkauflage auszuprobieren.

> **Kinder-mögen-Hausmittel-Tipp**
>
> *Eine oft gestellte Frage ist jene nach der empfohlenen Temperatur für Auflagen. Hier gilt folgende Grundregel:*
>
> *Bei akuten Verletzungen und Entzündungen: kühlen (nicht eisig!).*
> *Bei länger bestehenden Beschwerden: wärmen.*
>
> *Äußert der kleine Patient jedoch einen intensiven Wunsch, der dieser Faustregel widerspricht – hör bitte auf dein Kind! Es wird ganz sicher nichts Schlimmes passieren, wenn ihr eine akute Verstauchung beispielsweise mit angewärmtem Quark behandelt!*

Quarkauflage

Bei „beleidigten" Hand- oder Fußgelenken nach wilden Abenteuern im Wald haben sich kühle Auflagen mit Quark sehr bewährt, da sie mehrere Wirkmechanismen vereinen: Quark fühlt sich durch seine nasse Konsistenz auf dem

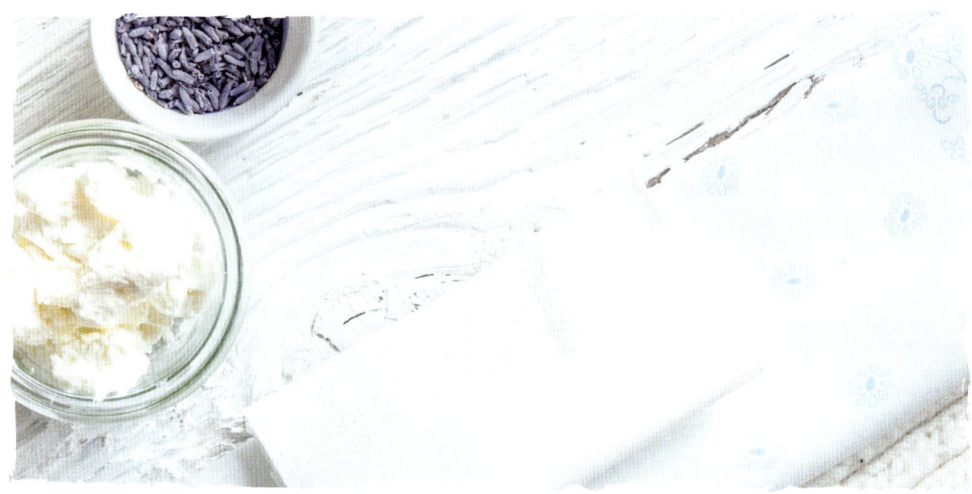

stark durchbluteten Gewebe nicht nur angenehm an, sondern lindert durch die Kühle auch die Schwellung, wirkt entzündungshemmend und nimmt die Schmerzen.

So einfach geht's

Quark in der gewünschten Temperatur (kühlschrankkalt oder doch eher handwarm – je nach Konstitution deines Kindes, nach Umgebungstemperatur und Wunsch) auf Küchenpapier oder ein Baumwolltuch streichen und auf die betroffene Stelle legen. Die Auflage muss nicht wie ein Wickel fixiert werden, im Gegenteil: Es ist wünschenswert, dass Luft an das Quarkpaket kommt. Durch die Feuchtigkeit im Quark wird die Haut feucht. Verdunstet diese Feuchtigkeit auf der warmen, stark durchbluteten Haut, entsteht ein angenehmer Kühleffekt.

 Kinder-mögen-Hausmittel-Tipp

Ich gebe zu jeder Quarkanwendung, egal ob als Halswickel oder bei Sportverletzungen, immer einen Tropfen ätherisches Lavendelöl. Das unterstützt die abschwellende Wirkung und der feine Duft bringt etwas Entspannung.

Kohlauflage

Kraut und Kohl sind für ihre besondere Beziehung zu verletzten Gelenken bekannt. Ihre Wirkung war schon den Römern geläufig, und die Kenntnisse darüber werden seit vielen Generationen weitergegeben. Bei Erwachsenen werden diese Gemüse bei Gelenkschmerzen und Rheuma eingesetzt, Kinder kennen sie vielleicht als warme Brustauflage bei Husten (▶ S. 66/67), da Kohl die körpereigene Abwehrkraft stimuliert und die Ausleitung der Entzündung fördert. So ist er auch besonders hilfreich, wenn wir ein dickes Knie vom Fußballspielen lindern möchten oder der Tennis-Ellbogen schmerzt.

So einfach geht's – Schritt für Schritt

1. Verwende am besten eines der festen, äußeren Blätter und schneide die dicke Blattader bzw. den Strunk heraus.
2. Danach rolle mit einer Glasflasche über das Blatt, damit der Saft austreten kann. Leg das Blatt dabei nicht auf ein Holzbrett und verwende keinen Teigroller aus Holz, da Holz den Pflanzensaft aufnehmen würde, den wir auf der Haut brauchen.
3. Danach kannst du das Blatt auf das betroffene Gelenk legen und mit einem elastischen Band, einer Socke oder Bandage befestigen.
4. Diese Auflage kann über Nacht bleiben. Wenn sie nur kurz geduldet wird, ist das auch ok.

 Kinder-mögen-Hausmittel-Tipp

Ich bin eine große Freundin des Wiederverwertungsgedankens. Nicht alles muss neu oder extra angeschafft werden. Um Verbände und Wickel an der gewünschten Stelle zu halten, schneide ich etwa das Bündchen von löchrigen oder einzelnen Socken ab, um es dann als Bandage zu verwenden. Auch die Beinlängen von nicht mehr getragenen Strumpfhosen eignen sich sehr gut. Das dehnbare Material erfüllt den Zweck wunderbar.

Arnika

Die meistgeschätzte Heilpflanze bei Verletzungen jeder Art ist von alters her Arnika. In vielen Gebieten Mitteleuropas ist das Sammeln dieser wunderbaren Heilpflanze jedoch nicht mehr erlaubt, da sie als bedroht gilt. Die Anschaffung einer Tinktur oder Salbe aus Apotheke oder Drogerie lohnt sich jedoch. Bei den vielen kleinen Unfällen und Stürzen, die die Bewegungsentwicklung von Kindern begleiten, kann diese zauberhafte Salbe oder die verdünnte Tinktur auf die schmerzende Stelle aufgetragen werden.

Arnika-Eiswürfel

Hast du Arnikatinktur, also einen alkoholischen Auszug zur Verfügung, kannst du daraus im Handumdrehen Arnika-Eiswürfel herstellten.

So einfach geht's

Die Tinktur ungefähr im Verhältnis 1:10 mit Wasser mischen, in Eiswürfelformen füllen und tiefkühlen. Um die schmerzende Stelle bei Bedarf zu kühlen, füll einfach ein paar deiner Eiswürfel in einen Waschlappen und leg sie auf.

Kinder-mögen-Hausmittel-Tipp

Um der Verletzung den Schrecken zu nehmen, kannst du in jeden Eiswürfel auch eine Gänseblümchenblüte oder einen kleinen Glitzerstein legen. Die Überraschung kommt bei der Anwendung und dem Schmelzen des Eiswürfels zum Vorschein und bietet etwas Ablenkung, um über den Schmerz hinwegzutrösten!

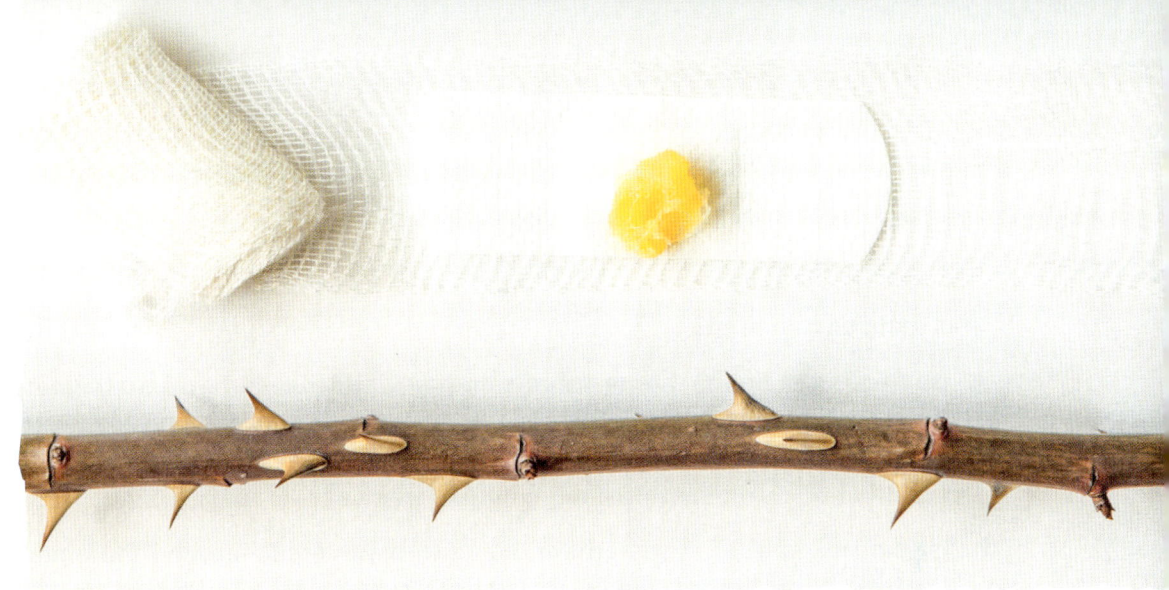

VERLETZUNGEN DURCH SPLITTER UND DORNEN

Barfußlaufen ist gesund. Das hört man immer wieder. Trotzdem kaufen wir Schuhe und halten die Kinder dazu an, sie zu tragen. Der Grund ist meist, dass wir uns vor Verletzungen, stacheligem Untergrund oder Schmutz schützen möchten. Durch das Tragen von Schuhen, die bei Kindern leider oft rasch zu eng oder zu kurz werden, können die kleinen Füße in ihrer natürlichen Entwicklung gehemmt werden. Die feine Muskulatur wird nicht trainiert, natürliche Bewegungsabläufe werden verhindert und dadurch Fehlstellungen hervorgerufen.

Ich möchte dich ermutigen, deinem Kind wieder verstärkt zuzutrauen, sich barfuß durch die Welt zu bewegen, in Kontakt mit verschiedenen Materialien zu kommen und auch mal schmutzig zu werden. Dies sind ganz wichtige Sinneserfahrungen, die eine gesunde Entwicklung der Füße und des gesamten Bewegungsapparates fördern. Anfangs piekst noch jedes Steinchen, aber mit der Zeit gewöhnt man sich an die Berührung mit verschiedenen Untergründen und die Haut ist weniger sensibel. Kinder bewegen sich rasch und sicher, wenn unpassende Schuhe die Bewegungsabläufe nicht blockieren.

Natürlich kommt es beim Barfußlaufen auch mal zu kleineren Verletzungen. Ein Holz- oder Metallsplitter, ein Dorn oder ein Stachel kann die Haut aufritzen oder sogar in der Haut feststecken.

Was kann euch helfen?

- Nach meiner Beobachtung schafft es der kindliche Körper dank seiner **Selbstheilungskraft** hervorragend, feine Splitter ganz allein loszuwerden. Über Nacht tritt meist eine kleine Rötung oder eine Mini-Entzündung auf und kurze Zeit später ist der Fremdkörper weg.

- Ist ein Holzsplitter etwas größer, so kann man versuchen, ihn mit einer **Pinzette** zu entfernen. Bevor du dich daran machst, die Wunde zu berühren, gib **Desinfektionsspray** auf Wunde und Pinzette und wasch die Füße deines Kindes ab. Um die Haut etwas aufzuweichen und den Splitter leichter fassen zu können, könnt ihr vorher auch ein **Fußbad** machen. Die Zugabe von **Schmierseife** beschleunigt das Aufweichen der Haut.

Kinder-mögen-Hausmittel-Tipp
Beteiligung versus Ablenkung

Wenn dein Kind sich erstmal gegen das Entfernen mit der Pinzette sträubt, du aber trotzdem versuchen willst, den Splitter zu entfernen, hast du – abhängig von den Vorlieben deines Kindes – unterschiedliche Möglichkeiten: Die einen lieben es, wenn sie als Patient miteinbezogen werden und bei der Mini-Operation zuschauen können. Je nach Alter können Schulkinder auch schon versuchen, den Splitter selber herauszuziehen. Ist dein Kind besonders empfindlich und mag es gar nicht hinsehen, dann ist es klug, wenn zwei Erwachsene zur Stelle sind. Während etwa Mama eine besonders spannende Geschichte erzählt, ein Buch vorliest oder im TV den Lieblings-Comic einschaltet, kann Papa den Dorn mit der Pinzette rasch entfernen.

Habt ihr euch **gegen die Pinzette** entschieden, könnt ihr auch folgende **Hausmittel** probieren:

Zwiebelscheiben

Über Nacht aufgelegte Zwiebelscheiben wirken entzündungshemmend, weichen die Haut auf und helfen dem Körper dabei, den Eindringling loszuwerden, also ihn selbst auszustoßen.

Zugsalbe

Im Handel erhältliche **Harz- oder Zugsalben** können einen Splitter ebenfalls über Nacht aus der Haut ziehen.

Seid ihr den Splitter oder Dorn losgeworden, beobachtet in den folgenden Tagen, ob keine Reste zurückgeblieben sind, ob die Wunde sich nicht entzündet und schön abheilt.

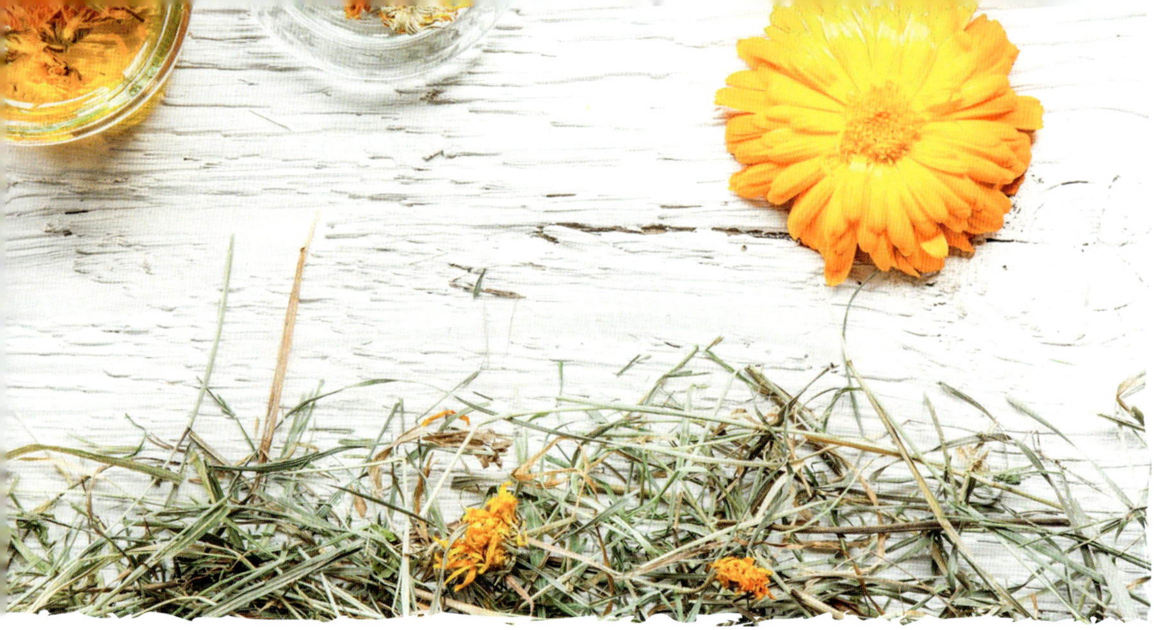

BLASEN

Nach langen Spaziergängen oder durch die Reibung neuer Schuhe an den Füßen kann es schon mal zu Blasen kommen. Diese unangenehmen Gesellen entstehen durch die Ablösung der obersten Hautschicht von der Unterhaut. Meist sind sie mit Flüssigkeit oder Blut gefüllt.

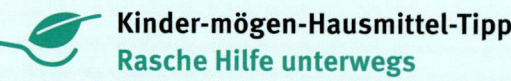

Kinder-mögen-Hausmittel-Tipp
Rasche Hilfe unterwegs

Nimm ein paar saubere Blätter des Spitz- oder Breitwegerich, um die Blase abzudecken. Die Pflanzenstoffe verhindern eine Infektion und polstern die reibende Stelle, bis ihr die Blase mit Pflaster & Co versorgen könnt. Wenn du nicht sicher bist, wie Spitzwegerich aussieht, vergewissere dich auf ▶ S. 156.

Manchmal entdeckt man die Blase aber auch erst, wenn sie schon geplatzt ist bzw. aufgerieben wurde. Dann stellt sich die Frage nicht mehr, die uns sonst sehr beschäftigt: „Soll ich die Blase öffnen?"

Eines vorweg: Grundsätzlich sollten Blasen verschlossen bleiben, weil man Infektionen auf diese Weise am effizientesten verhindert.

Doch es gilt abzuwägen: Stört die kleine Blase nicht weiter, so kann man sie einfach belassen. Sie wird sich von selbst zurückbilden. An Stellen, an denen sie unweigerlich aufgerieben wird, ist ein vorsichtiges Eröffnen manchmal aber doch sinnvoll. Dazu braucht man eine keimfreie Kanüle aus der Apotheke. Mit dieser wird an einer kleinen Stelle am Rand der Blase der Druck, also die gesammelte Gewebsflüssigkeit, abgelassen. Die abgehobene Haut darf aber nicht entfernt werden – sie senkt sich dann wieder und verdeckt die Wunde weiterhin. So kann die Haut unter der natürlichen Abschirmung heilen.

Ist die Blase durch Reiben oder durch eine Nadel eröffnet worden, ist eine saubere, hygienische Wundversorgung wichtig, um Infektionen zu verhindern. Wunddesinfektionsmittel aus der Apotheke, Calendulatinktur und später auch Ringelblumenöl, die aufgesprayt bzw. aufgetupft werden, sind in der Folge gute Begleiter, um die Wunde schnell heilen zu lassen.

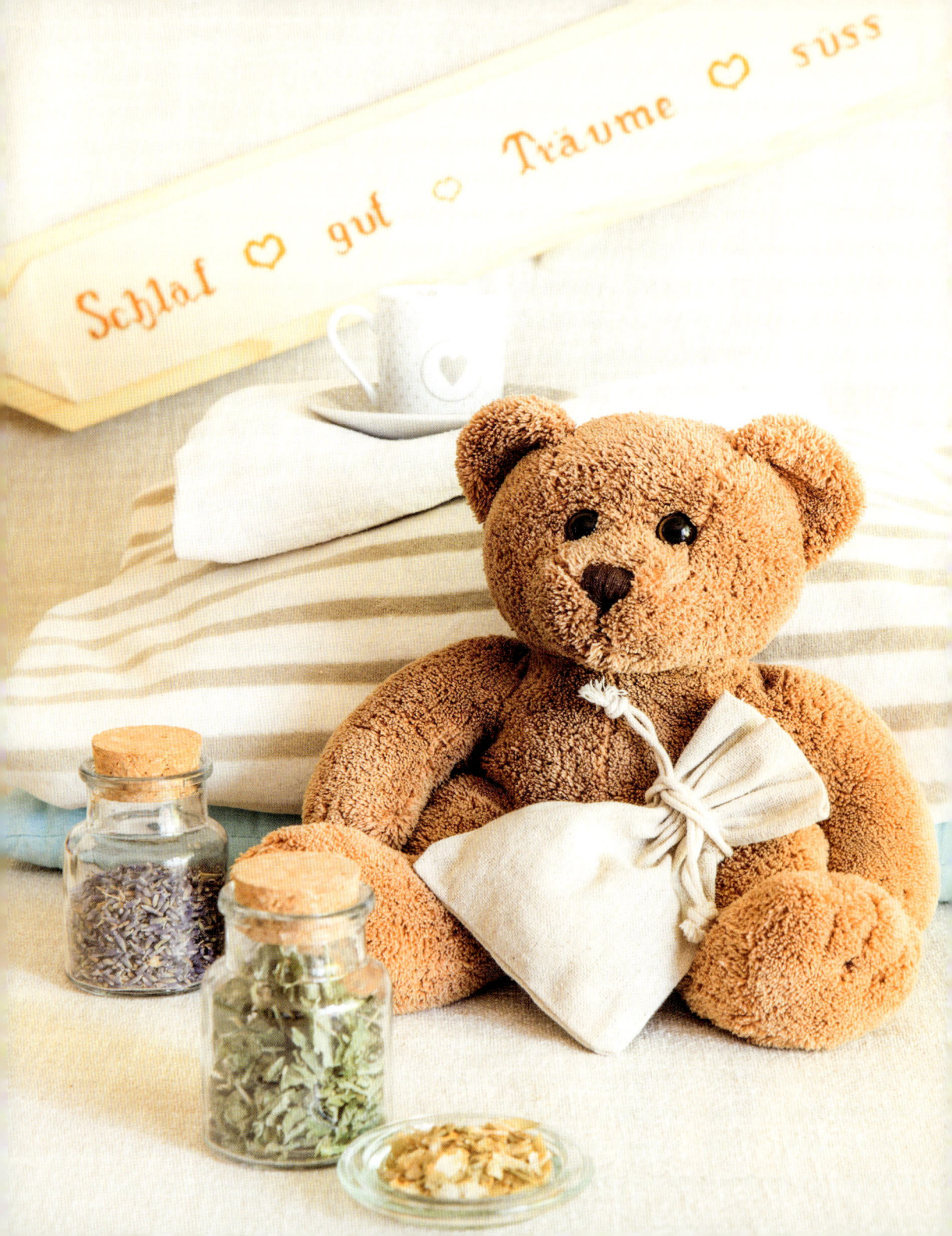

9. Sanfte Helfer bei Einschlafschwierigkeiten und Unruhe

Schlafen ist scheinbar die natürlichste Sache der Welt. Wenn man müde ist, schläft man. Spätestens wenn man Mutter oder Vater wird, merkt man: Die Lage ist etwas komplizierter.

Viele Unterbrechungen und wenige Stunden Schlaf pro Nacht machen aus so manchem Erwachsenen einen wandelnden Zombie – Schlafentzug ist nicht umsonst als Foltermethode bekannt. Nicht nur subjektiv empfinden wir die Umstellung im Leben mit einem Baby als Herausforderung, auch die moderne Chronomedizin bestätigt: Häufige Schlafunterbrechungen stören das körperliche Wohlbefinden sehr. Daher stellen sich die meisten Eltern irgendwann im Laufe der Babyzeit bzw. Kindheit ihres Nachwuchses die Frage, ob sie denn beim Schlaf ihrer Kinder nicht etwas nachhelfen können! Das öffnet Tür und Tor für krude Schlafprogramme und allerhand Expertentipps, die am Ende meist für viel Frust bei Eltern und Kindern sorgen.

Betrachtet man die Entwicklungsgeschichte der Menschen und beobachtet man Naturvölker, nimmt man ernst, was die Naturheilkunde weiß, und ergänzt es um neuere medizinische Erkenntnisse, so kann man – ganz einfach und ohne großes „Umerziehen" – einige wenige Regeln erkennen, die der ganzen Familie dabei helfen, beim Thema Schlaf zu entspannen:

- Die ganz Kleinen brauchen nicht viel, um einschlafen zu können. Besser gesagt braucht es eigentlich weniger statt mehr. **Weniger** Trubel am Tag, weniger aufregende Aktivitäten und Unternehmungen. Weniger Licht und Lärm, weniger Aufregung und Ärger der Eltern. Dafür mehr Kuscheln und Ruhe, Sicherheit und Geborgenheit, Liebe und Zuwendung.

- Wenn Kinder älter werden, brauchen sie auch noch Hilfe beim Verabschieden vom Tag. Das Abendritual läuft in jeder Familie, bei jedem Kind unterschiedlich ab. Je nach Charakter und Bedürfnis könnte das Kind Kuschelbedarf haben, oder aber eine Runde gemeinsames Raufen und Toben sorgen für Körperkontakt und die nötige Entspannung. Auch wenn du dich schon nach einem ruhigen Glas Wein auf der Couch sehnst und deine Lieblingsserie heute besonders spannend zu werden verspricht – nimm dir noch ein paar Minuten Zeit, um dein Kind in Ruhe zu begleiten. Deine Ruhe überträgt sich auf dein Kind.

Selbstfürsorge

Die Zeit, in der du bei deinem Kind im Bett liegst und es beim Einschlafen begleitest, kannst du auch gut für Atemübungen oder Gedankenreisen verwenden. Ein paar ruhige Minuten schenken dir neue Energie! Eine einfache Visualisierung beim Atmen wäre z. B. jene: Fühle, wie bei jedem Einatmen Energie, Wärme und Freude in dich hineinströmen. Lass Anspannung und negative Gedanken bei jedem Ausatmen ganz bewusst los.

Ich halte nichts von Ratschlägen, wie du den Schlaf deines Babys oder Kindes „verbessern" kannst. Denn einfach gesagt: Das häufige Aufwachen von kleinen Kindern ist genauso normal wie die Einschlafbegleitung der Älteren. Das gehört dazu. Kein Schlafprogramm der Welt kann dies – ohne negative Nebeneffekte für alle Beteiligten – ändern.

Aber in speziellen Lebensphasen und durch körperliche Vorgänge kann der Schlaf beeinflusst werden, beispielsweise während der Zahnungszeit oder rund um aufregende Ereignisse wie Kindergartenstart, Schularbeiten, Weihnachten oder Geburtstage. Dann kannst du mit einfachen Hausmitteln helfen.

Verwende diese Hausmittel bitte wirklich nur punktuell! Die Dauerverwendung von Tee, Duftsäckchen & Co ist weder für Kinder noch für Erwachsene empfohlen. Diese Mittel führen (leider) auch nicht dazu, euch täglich verlässlich für 10 Stunden ins Träumeland zu schicken.

UNRUHIGE ZEITEN FÜR SÄUGLINGE UND KLEINKINDER

Die Zeit des Zahnens ist für viele Kinder der Beginn einer unruhigen, aufregenden Zeit, in der sowohl die Babys als auch die Eltern zum ersten Mal mit den Härten des Lebens konfrontiert werden. Davor ist alles in und um Babys jungen Körper weich, warm, kuschelig und sanft. Doch nun muss das Kind sich zum ersten Mal einer Krise stellen. Das erste Fieber, der erste Durchfall, kleine Infekte und laufende Nasen begleiten oftmals den Alltag. Ich mag daher die Symbolik der Zähne als erste Härte, erste Herausforderung und Krise, die es gemeinsam zu meistern gilt. Emotional ist diese Phase nicht nur für die kleinen Betroffenen eine Herausforderung – auch Eltern und Betreuungspersonen leiden unter den Krankheitssymptomen und Launen der Kinder in dieser Lebensphase. Denn auch wir Eltern müssen erst lernen, dass wir diese zauberhaften Wesen zwar in die Welt begleiten, ihnen jedoch nicht alle Unebenheiten und Herausforderungen abnehmen können! Das gilt für die Zahnungszeit ebenso wie für spätere Herausforderungen in der Schule und im Leben. Was wir jedenfalls tun können, ist, sie mit viel Empathie und gegebenenfalls einigen sanften Hausmitteln zu begleiten und ihnen auf diese Weise Zuwendung und Unterstützung zu gewähren, um die Krisen zu meistern.

Wir legen damit auch einen Grundstein für den späteren Umgang mit Unannehmlichkeiten. Es ist prägend, ob wir Symptome mit Medikamenten unterdrücken, sie dadurch ignorieren und übergehen, oder aber wahrnehmen, annehmen und sanft – durch eigenes Tun – lindern.

Wenn dein Baby im ersten Lebensjahr unter Fieber, Erkältungsbeschwerden, verschleimten Atemwegen und Durchfall leidet (egal ob der Auslöser nun die Zähne oder Infekte sind – denn das wissen wir meist erst nachher), findest du im jeweiligen Kapitel Rezepte, die du verwenden kannst.

Bei ganz jungen Babys wird bei Unruhe und schlechtem Schlaf sehr häufig der Bauch als Übeltäter verdächtigt. Wenn dein Baby tatsächlich unter Verdauungsbeschwerden leidet, findest du in ▶ Kapitel 5 („Wenn das Bäuchlein zwickt") Rezepte und Ideen, die euch helfen können.

Doch nicht nur Bäuchlein und Zähne plagen die Kleinen, auch die Erlebnisse des Tages und neue Entwicklungsschritte sorgen für Unruhe.

Verarbeitung des Tagesgeschehens

Vielleicht hast du beobachtet, dass nach aufregenden Tagen – beispielsweise nach Shoppingtouren, Stillgruppentreffen mit vielen lauten Babys und neuen Menschen, nach Verwandtenbesuchen oder aufregenden Arztterminen – die vielen Sinneseindrücke deines Babys abends geordnet werden müssen. Falls dies bei euch der Fall ist, kannst du versuchen, die Tage zukünftig etwas ruhiger zu gestalten. Beispielsweise mit der Regel, dass nur eine Aktivität pro Tag durchgeführt wird. Also wenn ihr vormittags bereits im Einkaufszentrum wart und Musik, Licht und die Luft der Klimaanlagen bereits für Stress sorgten, dann macht euch einen ruhigen Nachmittag zu Hause. Oder wenn du weißt, dass du am Nachmittag Schwiegermutter, Verwandtschaft & Co im Restaurant treffen wirst, dann gönnt euch einen langsamen

Start in den Tag. Einen Versuch ist es wert, und die Weniger-ist-mehr-Regel bringt vor allem in den ersten Lebensmonaten einen großen Qualitätsgewinn für Mama und Baby.

Lass den Tag Revue passieren

Auch wenn ihr die Tage ruhiger gestaltet, könntest du im Rahmen des Einschlafrituals bereits bei deinem kleinen Baby, etwa während dem abendlichen Stillen oder dem Abendfläschchen, beginnen, die Erlebnisse des Tages nochmals gemeinsam zu besprechen.

Kinder-mögen-Hausmittel-Tipp

Erzähl deinem Kind, was ihr heute erlebt und geschafft habt, auch wenn der Tag für dich ruhig und ereignislos war – für dein Baby waren sicher viele neue Eindrücke dabei! Ältere Kinder können dann auch schon mit dir gemeinsam erzählen, was sie an diesem Tag besonders bewegt hat, und auf diese Weise zur Ruhe kommen. Auch wenn ein Kind noch ein Baby ist, das den Sinn deiner Worte vielleicht noch nicht ganz erfasst – sei dir sicher: Es genießt den vertrauten Klang deiner Stimme, es spürt, dass du dir Zeit nimmst, und wenn ihr dieses kleine Ritual täglich wiederholt, dann weiß es irgendwann auch, dass es danach Zeit zum Schlafen ist.

Lavendelöl

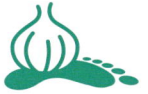

Dem ätherischen Öl des Lavendels wird eine entspannende, aufhellende Wirkung nachgesagt. Gib 1 Tropfen davon auf ein Tuch, einen Wattebausch oder ein Stofftier und leg es deinem Kind ans Bett. So könnt ihr die Beduftung wieder beenden, wenn dein Kind genug hat. Daher bitte nicht auf den Pyjama oder die Haut des Kindes geben!

Massage von Händen und Füßen

Eine sanfte Massage tut immer gut und wird von den meisten Babys geliebt. Die sanfte Berührung sorgt für die Ausschüttung von Oxytocin und anderen Botenstoffen, die für Wohlgefühl und Beruhigung sorgen. Unterschiedliche traditionelle Heillehren (etwa Traditionelle Chinesische Medizin, TCM, und Traditionelle Europäische Medizin, TEM) stimmen darin überein, dass das Streicheln und Halten der Hände des kranken Kindes eine wichtige Unterstützung darstellt. „Jemandem das Händchen halten", wenn er aufgeregt oder in Not ist, ist sprichwörtlich bekannt. In asiatischen Heillehren sieht man den Verlauf der Meridiane auf den Fingern als Grund für die positive Wirkung des Ausstreichens der Hände und Finger von Kindern an, die krank oder unruhig sind.

So einfach geht's

An unseren Füßen und Händen liegen viele sehr sensible Punkte und Reflexzonen, die mit einer **Massage** sanft stimuliert werden können. Ein besonders wirksamer Punkt auf den Meridianen nach TCM liegt in der **Mitte der Handinnenfläche**. Ohne großen Aufwand, sogar ohne dass man es richtig merkt, kann man diesen Bereich mit dem Daumen der anderen Hand halten oder leicht streicheln und drücken und so das Zur-Ruhe-Kommen unterstützen.

Du kannst auch mit etwas Lavendel- oder Johanniskraut-Massageöl die Füße sanft streicheln und kneten und auf diese Weise für Hilfe sorgen. Die **Zehen repräsentieren die Kieferregion** des Körpers – also ruhig auch die kleinen Zehen kneten und sanft reiben. An den Händen finden sich ebenfalls Punkte, die eine Beziehung zu verschiedensten Körperregionen haben, welche an der Zahnung beteiligt sein könnten. Reibe, drücke und kreise sanft an den Handflächen, Handrücken und zarten Finger deines Babys.

Auch wenn du nicht ganz genau weißt, wo die Zonen für die Beschwerden deines Babys liegen – intuitiv finden deine Finger die angenehmen Stellen. Oder dein Baby zeigt sie dir. Indem es etwa besonders genießt, stillhält oder sogar einschläft. Eine Massage ist nie verkehrt. Wenn du dich weiter mit dem Thema

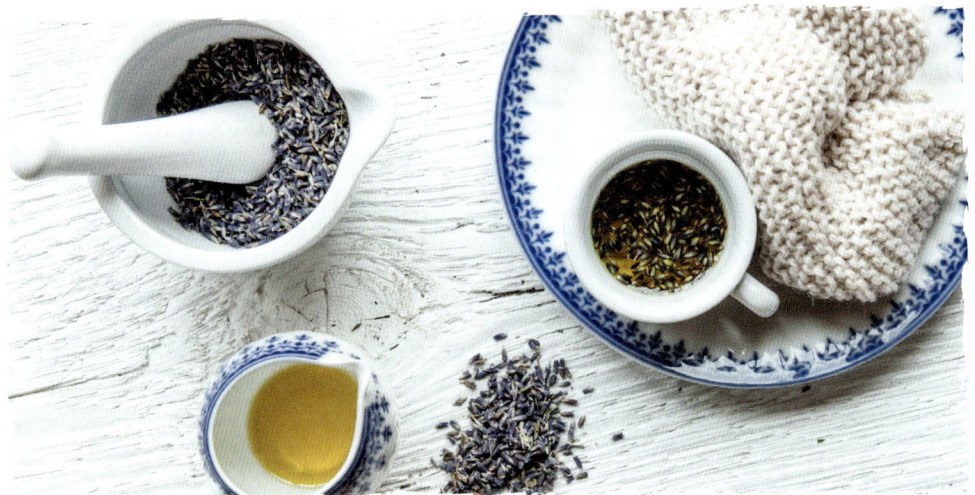

beschäftigen willst, such eine Shiatsu-Praxis oder Shonishin-Therapeutin in deiner Nähe auf oder frag bei erfahrenen Babymassage-Kursleiterinnen nach. Diese Therapeutinnen können dir die Punkte bei Bedarf ganz genau zeigen.

Rückenmassage

Nicht nur Füße oder Hände werden gerne gestreichelt und massiert – ältere Kinder lieben Rückenmassagen besonders. Verwendet ihr dafür das entspannende Lavendel-Massageöl nach dem Rezept auf ▶ S. 34 (Kapitel 2), wirkt die Massage abends wunderbar beruhigend.

Das Ausstreifen und sanfte Kreisen und Kneten durch Mamas oder Papas Hände schenkt Wärme und Geborgenheit und kann so zu einem feinen Entspannungsritual für aufgekratzte Kinder werden. Außerdem schafft ihr euch auf diese Weise noch einmal einen wirklich nahen Augenblick, der nur euch gehört. Damit wird das dringende Bedürfnis nach Nähe und Aufmerksamkeit deines Kindes gestillt. Kein Radio, kein Telefon und keine Ablenkungen unterbrechen die Streichelmassage – diese Zeit gehört nur euch.

Ihr könnt die Zeit auch nutzen, um eine Entspannungs- oder Phantasiereise für Kinder zu machen.

Kinder-mögen-Hausmittel-Tipp

Das abendliche „Abschalten" funktioniert bei vielen Kindern besser, wenn sie eine große Portion Nähe und Zuwendung bekommen haben. Bleibt euch zwischen Abholen aus dem Kindergarten, dem Erledigen der Einkäufe, Abendessen und Zähneputzen noch ein Moment, in dem ihr Zweisamkeit und Nähe genießen könnt? Gut, denn dann fällt es deinem Kind leichter, sich abends zu „verabschieden". Ansonsten wird es deine Aufmerksamkeit beim Schlafengehen einfordern.

Einschlafbegleitung für größere Kinder (ab ca. 2 Jahren)

Sobald dein Kind sprechen kann – und bis ins Schulalter hinein –, kannst du es beim abendlichen Abschalten noch vielfältiger unterstützen: Die Beibehaltung des Rituals aus der Babyzeit, das Besprechen des Tagesgeschehens, das Verabschieden von dem, was heute war, vor dem Einschlafen den schönsten Moment Revue passieren zu lassen … was auch immer euer Ritual ist: Behaltet es bei, um einen positiven Abschluss des Tages zu erreichen.

Wenn das Kind auch Zeit bei einer Betreuungsperson verbracht hat, kann es vielleicht schon ein bisschen selber erzählen, was geschehen ist. Oder wir haben von der Pädagogin oder Tagesmutter erfahren, wenn ein besonders bewegendes Ereignis, ein Unfall oder ein Streit vorgefallen ist. Auch ältere Kinder können direkte Fragen nach den Gründen für ihr Unwohlsein oft nicht direkt beantworten. Vielleicht fragst du mal, was in den letzten Tagen besonders schön oder besonders ärgerlich war. Das kann ein guter Einstieg in ein Gespräch werden.

> **Selbstfürsorge**
>
> *Lass dich nicht unter Druck setzen, wenn Freunde oder Magazinartikel berichten, dass Kinder in diesem Alter alleine einschlafen sollen. Einschlafbegleitung ist ein wesentlicher, wunderbarer Beitrag für mehr Wohlbefinden. Gerade wenn Kinder müde sind, sind sie sehr sensibel für Nähe und geschenkte Aufmerksamkeiten. Auch wir schlafen gerne neben unserem Partner und ungern allein in einem großen, dunklen Zimmer ein. Warum sollte es unseren Kindern anders gehen?*

Kräuter – Helfer aus der Natur

Unterstützend kann man Schul- und Kindergartenkindern auch mit Kräutern helfen. Drei bewährte Kräuter sind Melisse, Lavendel und Hopfen. Sie können zu einem hilfreichen Duftsäckchen, aber auch zu einem feinen Tee verarbeitet werden.

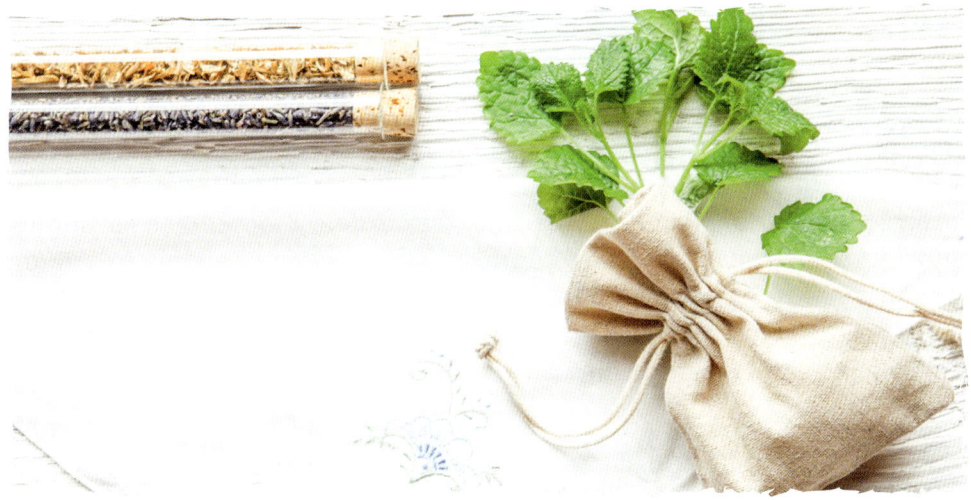

- **Melisse:** Schon Hildegard von Bingen berichtete über die schlaffördernde Wirkung und stellte fest, dass die Melisse schöne Träume bringt. Sie wirkt beruhigend und löst Ängste.
- **Lavendel:** Beruhigt, hellt die Stimmung auf, sorgt für Geborgenheit und entspannt.
- **Hopfen:** Ist schlaffördernd und entkrampfend, außerdem löst er Ängste.

Für wissbegierige Kinder

Fällt es deinem großen Kind schwer, zu akzeptieren, dass Schlafengehen und Schlafen am Ende des Tages dazugehören, kannst du vielleicht mit wertvoller Information über körperliche Vorgänge unterstützen: Wer viel schläft, hat ein stärkeres Immunsystem, ist klüger und hat am nächsten Tag neue Energie, um Abenteuer zu erleben. Der Körper braucht seine Ruhezeiten, um Kraft zu sammeln. Wie eine Batterie im Ladegerät werden wir Menschen im Bett „neu aufgeladen". Besonders wenn man bereits erkältet oder krank ist, hilft es dem Körper, wenn man ihm Ruhe gönnt, damit die Selbstheilungskräfte arbeiten können.

Duftsäckchen selber machen

Der sanfte Duft beruhigender Kräuter ist ein verlässlicher Helfer, um Kinder in den Schlaf zu begleiten. Dabei sind getrocknete Kräuter viel sanfter als ätherische Öle, denen manche Eltern skeptisch gegenüberstehen und die für Kinder oft zu intensiv riechen.

So einfach geht's – Schritt für Schritt

1. Verwende einen kleinen Stoffbeutel, Organza-Säckchen aus dem Bastelbedarf oder einen hübsch bedruckten Waschhandschuh/Waschlappen.

2. Fülle ihn mit einer Mischung folgender getrockneter Kräuter: Hopfenzapfen, Melisse und Lavendelblüten. Dabei kann das Mischungsverhältnis ganz nach dem persönlichen Geschmack variieren.

3. Danach fest verschließen, zubinden oder – wenn du ein sehr neugieriges Kind hast – auch vernähen, damit die Kräuter auch drinbleiben und das Säckchen allen Untersuchungen standhält.

4. Fertig ist euer Zauber-Duftsäckchen. Wenn du das Säckchen zu einem kuscheligen Polster machen möchtest, könntest du auch noch wärmende Heilwolle dazugeben. Das macht es schön weich.

 Kinder-mögen-Hausmittel-Tipp

Lass dein Kind beim Vorbereiten helfen und erzähle ihm von der schlaffördernden Wirkung dieser Kräuter. Das Zaubersäckchen kann auch in Verbindung mit einer Einschlafgeschichte beim Abendritual immer wieder gedrückt und in der Hand gehalten werden. Durch die Wärme treten mehr ätherische Öle aus und der Duft kann sich entfalten. Nach ca. 3 Wochen wird es nötig sein, euer Säckchen neu zu befüllen, da der Duft dann nachlässt.

Abendtee aus Kräutern

Um das Ein- und Durchschlafen zu fördern, können die oben genannten Kräuter bzw. kann Hopfen-, Lavendel- oder Melissentee über den Tag verteilt getrunken oder auch als Zusatz zu einem Vollbad verwendet werden. Hopfen riecht und schmeckt nicht besonders ansprechend, er kann jedoch hervorragend mit Melisse und Lavendel gemischt werden.

Wichtig ist: Das nächtliche Aufwachen von kleinen Kindern ist normal. Diese Kräuter sind eher für sorgengeplagte Eltern oder Schulkinder, die schwer zur Ruhe finden, geeignet.

So einfach geht's

Für den Tee die Kräutermischung mit kochendem Wasser übergießen und einige Minuten ziehen lassen. Nach Bedarf mit Honig süßen, um ihn deinem Kind schmackhaft zu machen.

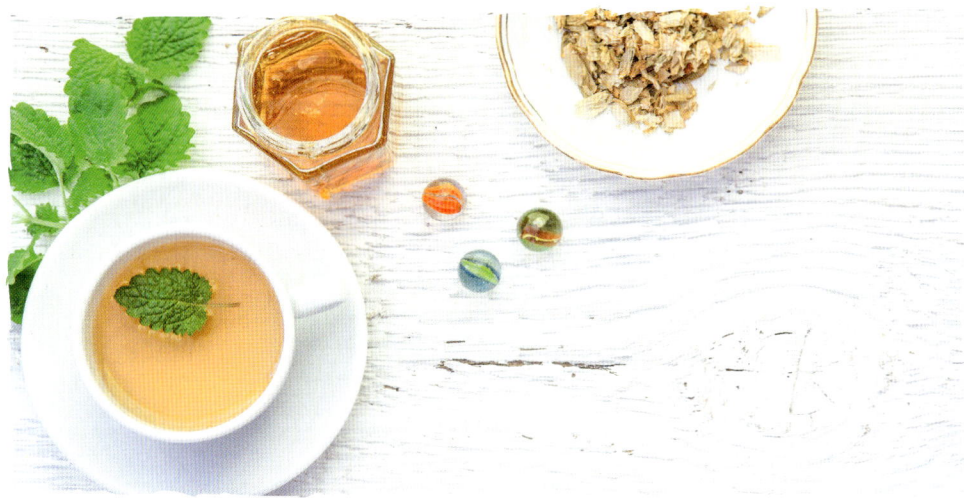

Die Wirkung der drei Kräuter ergänzt sich, das Mischverhältnis könnt ihr selber bestimmen. Verwende wenige Kräuter für die Zubereitung eines Kindertees – etwa ein Drittel der Menge, die du für dich selber verwenden würdest.

Wenn ihr die Wirkung der Kräuter in einem **Vollbad** oder bei einem **abendlichen Fußbad** genießen wollt, verwende etwa 2 Handvoll Kräuter. Bereite daraus ca. 1 Liter Kräutersud. Diesen kannst du mit dem Badewasser vermengen.

 **Selbstfürsorge**

Übrigens können auch Mamas und Papas so ein Bad genießen, um zur Ruhe zu kommen und neue Kraft zu tanken!

UNTERSTÜTZUNG IN DER ZAHNUNGSPHASE

Ab dem 3. oder 4. Lebensmonat beginnt die Zahnungszeit der Menschenkinder. Das Zahnfleisch rötet sich, manchmal wird die Stillbrust oder die Flasche nicht ganz so gern in den Mund genommen. Der Kiefer wird immer fester, und dein Baby reibt und lutscht an allerlei Spielzeug und natürlich an den eigenen Fingern und Fäusten, um die neuen Eindrücke im Mundraum zu erkunden. Wir wissen nicht, ob die Kinder dabei ein Jucken oder Schmerzen verspüren – dies wird von Erwachsenen oftmals hineininterpretiert. Was wir wissen, ist, dass sie sich gerne mit gekühlten Gegenständen, mit Fingern und Händen Erleichterung verschaffen. Der Volksmund sagt auch: „Sie graben ihre Zähne langsam aus". Das entspricht nicht wirklich dem physiologischen Vorgang, doch zeigt es, dass viele Generationen von Eltern beobachtet haben, dass Stimulation im Mundraum wichtig ist, um die Zähne zum Vorschein zu bringen und für Erleichterung zu sorgen.

Veilchenwurzel

Eine bewährte und seit Generationen von Hebammen empfohlene Zahnhilfe ist die Veilchenwurzel. Dabei eines gleich vorweg: Die Veilchenwurzel stammt weder vom echten Veilchen noch ist es eine Wurzel im engeren Sinn. Als Zahnungshilfe verwendet wird das Rhizom (ein unterirdisch, horizontal wachsender Spross) der Schwertlilie, einer Irisart, deren Rhizom – oder im Volksmund „Wurzel" – seit jeher auch als Beiß-, Iris- oder Zahnwurzel bezeichnet wurde. Wenn du deinem Baby eine solche Zahnungshilfe anbietest, achte unbedingt darauf, dass sie aus biologischem Anbau kommt und an einem Bändchen oder noch besser mit einem Band an einem kleinen Spielzeug befestigt ist. So verhinderst du verlässlich, dass dein Baby sich daran verschlucken kann. Außerdem ist das kleine, unauffällige Ding dann auch leichter wiederzufinden. Du kannst diese Zahnungshilfe in vielen Apotheken, Baby- und Bioläden kaufen. Sie bewährt sich, weil sie schmerzlindernde Inhaltsstoffe abgibt, wenn das Baby darauf kaut. Vor dem ersten Gebrauch und auch zwischendurch immer wieder solltest du die Veilchenwurzel mit kochendem Wasser abspülen. Da Kinder sich schnell in die Wirkung und das angenehme Gefühl beim Kauen und „Zähnegraben" verlieben, schleppen sie sie überall mit hin. Dass dabei auch Keime und Schmutz angesammelt werden, ist die logische Folge.

Gekühltes, feuchtes Tuch zum Lutschen und Kauen

Ganz einfach und stets verfügbar ist ein sauberes Baumwolltuch, das du an einer Ecke mit kühlem Wasser befeuchtest. Die Kleinen finden es toll, daran zu saugen und darauf zu kauen. Kleine Rötungen und Schwellungen am Kiefer beruhigen sich.

Kinder-mögen-Hausmittel-Tipp

Ist dein Kind schon über ein halbes Jahr alt, kannst du auch ganz kurz gezogenen, abgekühlten Salbeitee zum Befeuchten verwenden. Die lindernde Wirkung von Salbei bei Entzündungen in Mund und Rachen ist belegt. Allerdings sollten kleine Kinder noch keine größeren Mengen davon trinken. Beim Lutschen des Tuches wird der Mundraum mit den Wirkstoffen umspült, allerdings werden keine signifikanten Mengen geschluckt.

Weitere hilfreiche Hausmittel

Massage

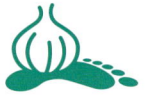

Viele Babys lieben es, wenn ihre Wangen sanft massiert werden. Dazu kannst du ganz wenig Johanniskrautöl (▶ S. 162) auf deine Finger geben, es nach Bedarf mit 1 Tropfen hochwertigen ätherischen Lavendelöls versetzen und damit die Wangen sanft kreisend massieren. Johanniskraut wirkt beruhigend auf die Nerven und Lavendel sorgt für Entspannung – sowohl emotional als auch im angespannten Kiefer.

Zwiebelsocken

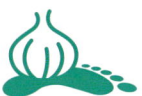 Auch Zwiebelsocken haben sich bei Zahnungsbeschwerden bewährt. Viele Symptome, wie der vermehrte Schleim in den oberen Atemwegen und leichtes Fieber, werden positiv beeinflusst. Ist dein Kind jünger als 1 Jahr, reicht es aus, wenn du mit einer aufgeschnittenen Zwiebel nur kurz über die warmen Fußsohlen deines Kindes streichst, bevor du ihm warme Socken anziehst. (Eine ausführliche Anleitung findest du auf ▶ S. 28.)

Verwöhnt euch und lasst euch verwöhnen!

Eltern werden von Außenstehenden oftmals bewertet oder verurteilt, weil sie ihre Kinder auf die Weise begleiten, die sie für richtig halten. Falls es in deiner Umgebung Menschen gibt, die dich für die liebevolle Einschlaf- oder Krankenbegleitung deines Kindes kritisieren, dir Stress machen und dich verunsichern mit Aussagen wie: „Du verwöhnst dein Kind, es wird irgendwann nicht mehr ohne dich einschlafen", „Kinder werden von selber gesund, mach doch nicht so einen Aufwand ...", dann möchte ich dich bestärken, dir Mut machen und einige Gedanken entgegensetzen: Nähe, Liebe und Zuwendung sind für Menschen überlebenswichtig. Streicheleinheiten und Aufmerksamkeit sind ein Liebesbeweis und sorgen für Geborgenheit. Wenn sich einer unserer Freunde schlecht fühlt, bieten wir auch Hilfe an – wir hören uns seine Sorgen an und sind für ihn da. Warum sollten wir bei unseren Kindern anders handeln?

Kennst du das großartige Gefühl, wenn du verwöhnt wirst, weil du krank bist? Dein Partner hat extra Suppe gekocht? Deine Freundin ruft an und fragt, wie es dir geht? Da fühlt man sich doch gleich ein bisschen besser! Auch unsere Kinder sind von liebevoller Zuwendung abhängig.

Es ist darüber hinaus auch eine medizinische Tatsache, dass das Bindungshormon Oxytocin, das bei liebevoller Berührung ausgeschüttet wird, eine wichtige Funktion bei der Stärkung des Immunsystems einnimmt.

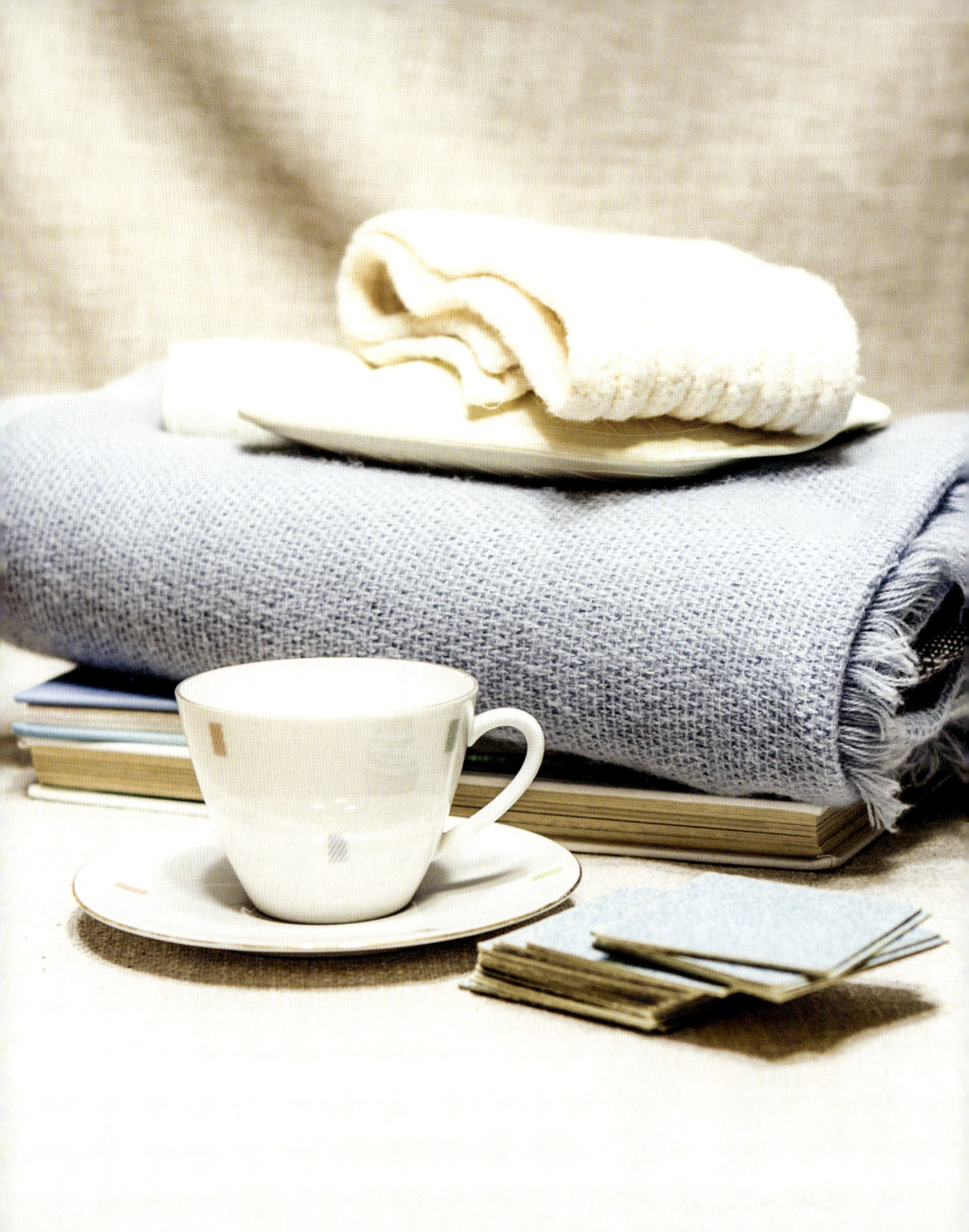

10. Kopfschmerzen

Kopfschmerzen bei Kindern sind besonders beunruhigend, sowohl für die Kinder als auch für die Eltern. Dieser diffuse, das Wohlbefinden stark beeinträchtigende Schmerz ist schwer zu bestimmen und ebenso schwer zu behandeln, weil oft nicht klar ist, woher die Beschwerden kommen. Die vielfältigen Ursachen für Kopfweh reichen von Müdigkeit, Überreizung oder Bildschirmkonsum über Sonne, Hitze und seelische Belastungen bis hin zu Ernährungsfragen und Flüssigkeitszufuhr!

Werden die Kopfschmerzen von Fieber ausgelöst, lies bitte in ▶ Kapitel 4 („Fieber", S. 97) nach, wie du deinem Kind helfen kannst.

Hat ein Kind wiederholt starke Kopfschmerzen, solltest du mit deiner Ärztin abklären, ob es körperliche Ursachen gibt. Bei sporadischem Kopfschmerz solltest du jedenfalls besonders darauf achten, dass dein Kind ausreichend Wasser trinkt.

Ganz gleich, was der akute Auslöser für Kopfschmerzen ist – es gibt ein paar sanfte Hausmittel, die du probieren kannst, bevor du weitere Schritte überlegst. Sie helfen übrigens nicht nur bei kindlichem Kopfschmerz!

Stress und Zeitdruck steigen auch Kindern zu Kopf

Stressbedingte Kopfschmerzen sind bei Kindern leider häufig zu beobachten. Langfristig ist es sinnvoll, wenn ihr euch überlegt, ob es im Alltag des Kindes eine gute Balance zwischen Aktivität und Passivität gibt. Dabei sind auch vermeintlich schöne Freizeitaktivitäten manchmal Stressfaktoren: Der Besuch bei der Oma oder bei Freunden beispielsweise ist zwar lange herbeigesehnt, doch dann will man alles gleichzeitig entdecken und ausprobieren, und die Ereignisse und Eindrücke überschlagen sich. Der Besuch im Zoo ist furchtbar spannend, aber die Menschenmenge, die Bilder und Eindrücke fordern den kleinen Menschen auch sehr. Dein Kind spielt zwar gerne Fußball, aber die Termine im Sportverein, der Druck des Trainers, die Kollegen und die allgemeinen Zeitvorgaben durch das Training engen die Freiheit eines Kindes auch ein.

> **Selbstfürsorge**
>
> *Unser Körper zeigt uns vor, dass sowohl Aktivität als auch Pausen im Leben eine gleichermaßen wichtige Rolle spielen. Das Herz macht immer eine Pause zwischen seinen Schlägen, der Atem verläuft in zwei Phasen. Zum Wohlfühlen gehören Aktivität und Passivität gleichermaßen. Manche legen viel Wert auf Sport und Bewegung, doch auch die Faulheit darf genossen werden und leistet einen Beitrag zur Gesundheit.*

Häufig ist die wirklich freie Zeit von Kindern sehr eingeschränkt verfügbar. Einfach nur sitzen, trödeln, schauen, sich langweilen und dadurch auf neue Ideen kommen – weil man nicht pünktlich zum Nachmittagskurs eilen muss. Wer kann das schon?

> *Und dann muss man ja auch noch Zeit haben, um einfach dazusitzen und vor sich hinzuschauen …*
>
> ASTRID LINDGREN

Kinder-mögen-Hausmittel-Tipp

Wenn es während der Woche aufgrund eures Alltags nicht möglich ist, versuch, am Wochenende „unverplante Freizeit" zur Verfügung zu stellen. Geht einfach mal gemeinsam in den Wald und schaut, was auf euch zukommt. Die Natur lädt zu Bewegung ein, die Luft, die unstrukturierte Freizeit – ein perfekter Cocktail gegen Kopfschmerzen!

Sanfte Massage mit Lavendelöl

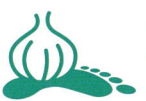 Akut kannst du deinem Kind helfen, indem du Termine absagst und für Ruhe sorgst. Die ultimativ beliebteste Art, sich zu entspannen, ist dann eine sanfte Massage durch Mama oder Papa! Wie du Lavendel-Auszugsöl herstellst, liest du im Rezept auf ▶ S. 34. Die Massage kann, muss aber nicht an Kopf oder Nacken gemacht werden. Oft hilft es auch, wenn man dem Kind einen ruhigen Rückzugsort bietet und dort sanft Füße, Rücken oder Bauch massiert. Mehr Anregungen dazu findest du auch auf ▶ S. 194–195 (Kapitel „Unruhige Zeiten für Säuglinge und Kleinkinder").

 Kinder-mögen-Hausmittel-Tipp

Vor allem wenn sie zum ersten Mal mit Kopfschmerzen konfrontiert sind, sind Kinder oft auch sehr beunruhigt. Eine ruhige Atmosphäre und eine zuversichtliche Betreuungsperson können schon viel von der Anspannung nehmen. Baut euch ein Kuschelnest und verkriecht euch im Bett. Sanftes Streicheln und Massieren helfen dann, Unruhe aufzulösen, und auch Schlaf unterstützt dabei, den Kopf zu beruhigen.

Temperaturveränderung bringt Erleichterung

Es gibt wohl so viele verschiedene Arten von Kopfschmerzen wie Menschentypen, und jeder hat ganz unterschiedliche Bedürfnisse, wenn er Schmerzen hat. Die einen brauchen bei Kopfschmerzen Wärme, die anderen möchten die Stirn kühlen. Daher liegt es mir fern, das eine oder andere für absolut richtig oder falsch zu erklären. Im Zweifelsfall frag bitte dein Kind, was es möchte. Kann es nicht so klar zuordnen, was es braucht, versuch, warme oder kalte Getränke anzubieten. Wendet sich dein Kind warmem Tee zu, dann ist vielleicht auch ein warmes Kirschkernkissen im Nacken angenehm.

Wärmende Anwendungen

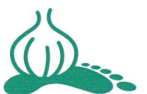

Sind Verspannungen oder Anspannung Ursache für die Schmerzen, ist tendenziell Wärme erwünscht. Eine **warme Auflage** im Nacken, ein **warmes Bad**, auch ein **ansteigendes Fußbad** (Anleitung ▶ S. 23) können hier unterstützen. Vor allem wenn Erkältungen an den Schmerzen beteiligt sind, wünscht man sich oft instinktiv Wärmezufuhr.

Kühlende Anwendungen

Das Kühlen von Kopf und Extremitäten wünschen sich Kinder eher, wenn Kopfschmerzen von einem grippalen Infekt oder einem Magen-Darm-Virus herrühren oder wenn im Sommer die Hitze zu anstrengend wurde.

Ein feuchtes Tuch auf der Stirn oder im Nacken kann dann sehr wohltuend sein. Achte jedoch darauf, dass das Wasser nur kühl, nicht eisig ist. Wenn dein Kind nach einer Abkühlung verlangt, können auch Pulswickel, wie in ▶ Kapitel 4 („Fieber", S. 97) beschrieben, sehr hilfreich sein.

Kühler Guss an den Beinen

Auch das kalte Abspülen der Füße und Beine wird oftmals als wohltuend beschrieben. Einfach in die Badewanne oder Dusche stellen und mit sanftem, druckarmem Strahl Unterschenkel und Füße benetzen. Diese Anwendung nach Sebastian Kneipp schätzen auch erwachsene Migräne-Patienten. Da die Durchblutung in den Extremitäten dann verstärkt wird, sinkt der Blutdruck und der pochende Schmerz im Kopf nimmt ab.

Vom Vorbild lernen …
Mama und Papa brauchen auch mal eine Pause!

Eltern haben großen Einfluss auf die Fähigkeit ihrer Kinder, Geschäftigkeit und Faulheit im Leben gleichberechtigt existieren zu lassen. Merkst du, dass ihr oft „unter Strom" steht und der Alltag sehr eng durchgetaktet ist, dann geh mit gutem Beispiel voran und gönn dir öfter mal eine Mini-Pause zwischendurch.

Es gibt unzählige Arten, Pausen zu machen. Es muss nicht immer gleich eine Wochenendreise sein! Nur wenn du auf dich und deine Kraft achtest, kannst du auch für dein (krankes) Kind da sein.

Wir können nur aus einem vollen Brunnen schöpfen.

Im Alltag können Eltern sich oft keine allzu großen Freiräume schaffen. Versuch dann, durch kleine Achtsamkeitsübungen und Verschnaufpausen immer mal wieder innezuhalten, um bei Kräften zu bleiben. Das tut dir gut, und dein Kind profitiert ebenso!

10 IDEEN FÜR STÄRKENDE PAUSEN ZWISCHENDURCH

- Eine in Ruhe genossene Tasse Tee oder Kaffee, die nicht nur rasch zwischendurch oder beim Gehen getrunken wird, kann dir 5 freie, genussvolle Minuten verschaffen.

- Genieße ein Fußbad mit duftendem Badesalz nur für dich allein.

- Setz dich hin und atme 10 Mal ruhig und tief in den Bauch.

- Male ein Bild – gern auch mit deinem Kind.

- Nimm dir Zeit, dein Essen in Ruhe und Achtsamkeit zuzubereiten. Auch Alltagstätigkeiten können zu Ruheinseln werden, wenn man sie als solche nutzt.

- Iss alleine und ganz langsam, vielleicht während dein Kind seinen Mittagsschlaf hält.

- Mach dir selber eine Freude! Kauf dir einen schönen Strauß Blumen, an dem du dich erfreust!

- Genieße deine Lieblingssüßigkeit. Ganz allein. Ohne zu teilen. Und ohne Reue!

- Leg Musik auf, die dich richtig froh macht! Tanz alleine oder mit deinem Kind durch das Wohnzimmer.

- Nimm dir nach dem Duschen Zeit und creme dich langsam und aufmerksam mit einem pflegenden Hautöl ein.

11. Reiseapotheke

Wenn du dich mit der Anwendung von Hausmitteln vertraut gemacht und Erfahrungen gesammelt hast, wirst du sehen, dass deine Reiseapotheke ein bisschen zusammenschrumpfen kann. Für viele Beschwerden bracht es keine „zur Sicherheit" gekauften Medikamente, sondern einfach Baumwolltücher, Wasser, Salz, Zwiebel, Lavendelöl … und ein paar andere Dinge, die auch im Urlaubshotel oder auf der Berghütte leicht verfügbar sind. Natürlich ist es sinnvoll, ein Fieber- bzw. Schmerzmittel dabei zu haben, aber viele speziell gekaufte Medikamente kannst du spontan – falls im Urlaub Wehwehchen auftreten – durch Wickel & Co ersetzen.

Denn: Beginnen wir, uns vor dem Urlaub Gedanken darüber zu machen, was alles passieren könnte … wir müssten ganze Apotheken mitschleppen! Und die meisten der auf Verdacht gekauften Medikamente landen ungeöffnet irgendwann im Müll. Belastend für Umwelt und Geldbörse.

Allerdings ist es auch bei Hausmitteln schwer, allgemeine Empfehlungen zu machen. Schließlich sind alle Kinder sehr unterschiedlich. In manchen Familien wird man nicht ohne Pflaster, Calendulatinktur und Verbandszeug auskommen, andere brauchen verlässlich Begleitung bei Durchfall und Erbrechen, wieder andere werden durch Klimaanlagenluft & Co im Urlaub fix von Schnupfen geplagt. Auch hier gilt: Im Lauf der Zeit lernst du deine Kinder immer besser kennen – du weißt dann schon, auf welche Fälle du gut vorbereitet sein musst. Für das meiste andere gilt: Hausmittel helfen über spontane Wehwehchen hinweg!

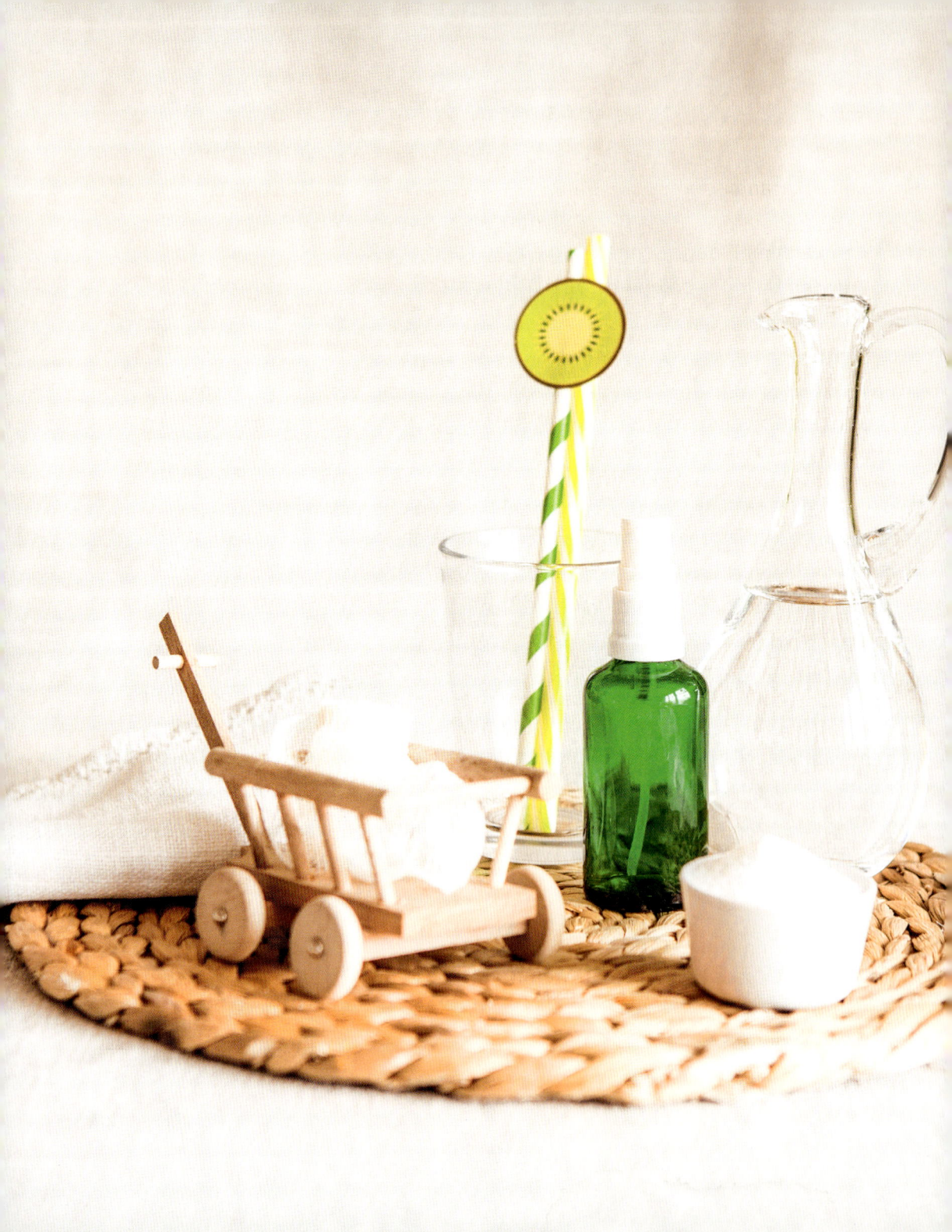

In meiner Reiseapotheke fehlen folgende Dinge nie:

- **100 % ätherisches Lavendelöl** – bei Insektenstichen, kleinen Wunden, Sonnenbrand oder Verbrennungen.
- **Verbandmaterial** – Pflaster, Wundauflagen und Mullbinden; kleine Wunden kann man dann schnell und einfach selber versorgen.
- **Wundsalbe oder selbstgemachtes Ringelblumenöl** – bei Sonnenbrand und Schrammen.
- **Insektenschutz** – Vorbeugen ist besser als Nachsorgen, daher ein Mückennetz für die Nacht und den selbstgemachten Duftspray mit ätherischen Ölen nicht vergessen!
- **Schmerzmittel** – sie senken meist auch Fieber und sollten für den Notfall mit dabei sein. Wer will schon im Urlaub eine Nachtapotheke aufsuchen?
- Ein **Fieberthermometer**.
- **Desinfektionsmittel** für Wunden – aus der Apotheke und in Form von Calendulatinktur.
- Eine **Pinzette** – für Splitter oder zur Entfernung von Zecken.

Wenn ihr eine Fernreise plant und auf der einsamen Insel keine Apotheke zur Verfügung habt, musst du natürlich noch genauer planen. Aber für Reisen innerhalb Europas reichen die oben genannten Dinge meist aus, um akute Fälle erst einmal selber behandeln zu können. Und Husten, Schnupfen, Hals- und Ohrenschmerzen kannst du auch im Urlaub mit Hausmitteln begleiten.

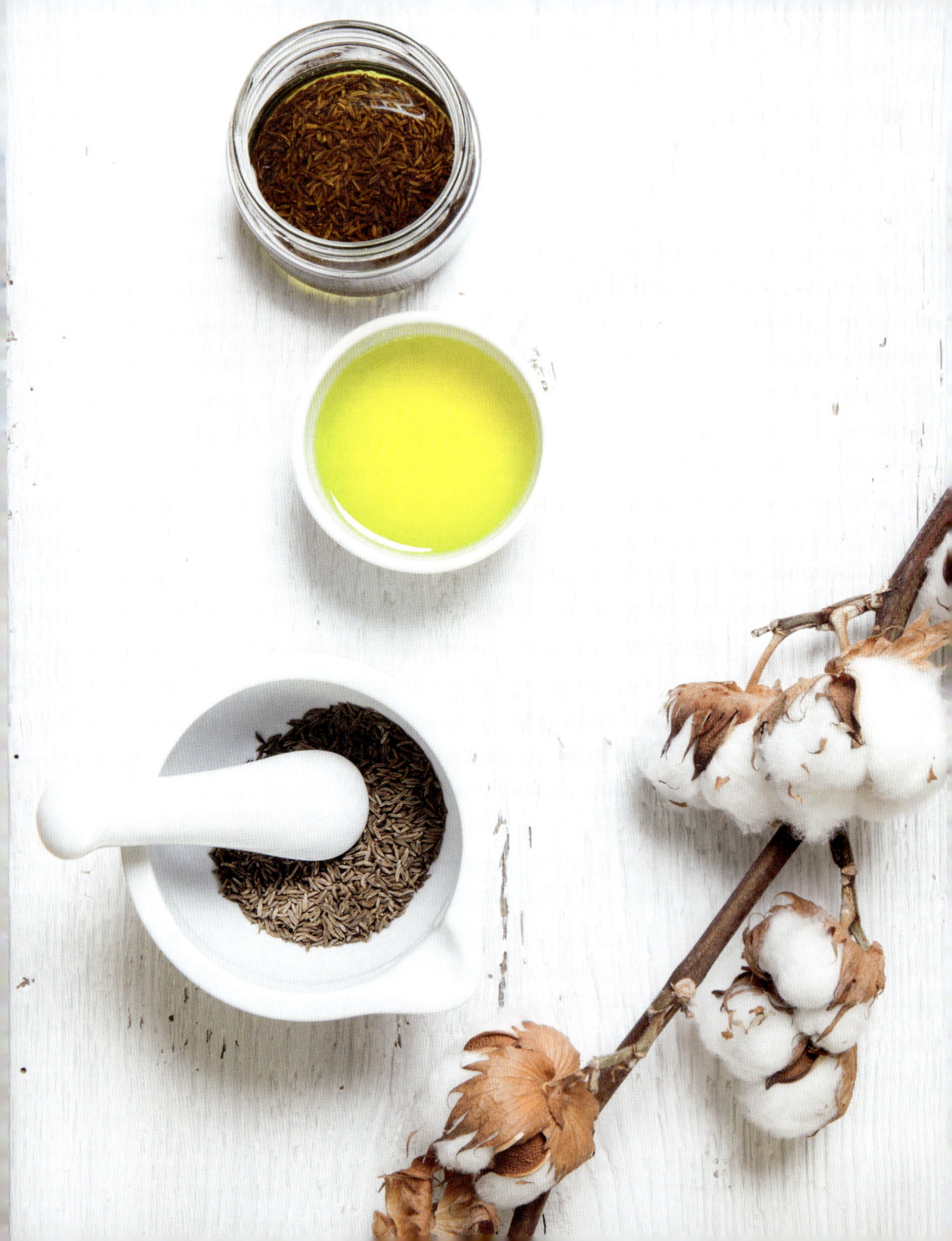

12. Mazerate herstellen: Grundrezept für kalte Auszugsöle

Gewürze aus der Küche oder deinem (Balkon-)Garten kann man rasch und einfach zu Auszugsölen verarbeiten. Dadurch wird ihre Wirkung zur Unterstützung bei den unterschiedlichsten Beschwerden nutzbar.

Nach diesem Grundrezept kannst du, je nach Bedarf und gewünschter Wirkung bzw. je nach Rezept, unterschiedlichste Pflanzen oder Pflanzenteile in Öl einlegen. In diesem Buch findest du in fast jedem Kapitel Möglichkeiten, um Mazerate anzuwenden. Natürlich kannst du auch mit weiteren Kräutern experimentieren und eigene Erfahrungen sammeln.

 Kinder-mögen-Hausmittel-Tipp

Kaltauszugsöle gehören zu den einfachsten Möglichkeiten, die in Öl löslichen Stoffe von Heilpflanzen nutzbar zu machen. Es gibt auch eine Variante, Pflanzenstoffe warm auszuziehen, doch das bedeutet etwas mehr Arbeitsaufwand. Für deine ersten Versuche halte ich daher die kalten Auszugsöle für geeigneter.

Ölauszug

Was du für einen kalten Ölauszug brauchst, hast du wahrscheinlich sogar zu Hause:

- ein leeres, sauberes Marmeladeglas mit Deckel oder Küchentuch zum Abdecken
- Gewürze, Kräuter oder Blüten – je nach Rezept und Beschwerden
- hochwertiges, möglichst geruchloses Speiseöl in biologischer Qualität und ohne Zusätze
- Mörser oder Hammer, um Samen zu quetschen
- einen hellen Standort, an dem du dich regelmäßig aufhältst – etwa eure Küche, damit du immer wieder daran erinnert wirst, dein Auszugsöl zu schütteln

 Kinder-mögen-Hausmittel-Tipp

Bei der Wahl des Basisöls gibt es die unterschiedlichsten Empfehlungen: Generell sollte es ein geruchloses Öl sein, etwa Sonnenblumen- oder Distelöl. Sehr hautpflegend, aber auch etwas teurer sind Mandel-, Argan- und Jojobaöl. Auch die Haltbarkeit des Basisöls kann eine Entscheidungsgrundlage sein. Olivenöl hält z. B. viel länger als Sonnenblumenöl, es ist außerdem gut für die Hautpflege geeignet, hat aber einen stärkeren Eigengeruch. Sanft und dadurch zur Pflege von empfindlicher Haut geeignet sind z. B. Hanfsamen- oder Leindotteröl.

So einfach geht's – Schritt für Schritt

1. Nimm eine kleine Handvoll sauberer, trockener Gewürzfrüchte (z. B. Kümmel oder Anis) oder getrocknete Blüten und Blätter (Lavendel, Ringelblume, Thymian, Melisse …). Falls du selber Pflanzen sammelst, achte darauf, nur gesunde, trockene Pflanzenteile zu verwenden.

2. Verwendest du feste Gewürze und Samen wie Kümmel, Anis und Fenchel, ist es empfehlenswert, sie leicht zu mörsern. Feine Blüten und Blätter können ganz oder zerbrochen verwendet werden.

3. Fülle die Gewürze oder Blüten bzw. Blätter dann in ein sauberes Marmeladeglas.

4. Anschließend gießt du genügend biologisches Speiseöl darüber, um alle Samen oder Blüten gut zu bedecken.

5. Diese Mischung lässt du ca. 2–3 Wochen in einem warmen Zimmer ziehen. Jeden Tag wird das Öl ein bisschen geschüttelt, sodass alle Teile von Öl bedeckt sind.

6. Verwendest du feuchte Pflanzenteile wie etwa Calendula oder Lavendel aus deinem Garten, lass sie vor der Verwendung erst ein paar Stunden trocknen. Deck das Glas dann nur mit einem Stofftuch oder mit Küchenpapier ab – so kann überschüssige Feuchtigkeit verdunsten.

7. Verwendest du getrocknete Blüten und Samen, kannst du den Deckel des Glases verschließen. Entsteht trotzdem Kondenswasser innen am Deckel, trockne diesen regelmäßig ab.

8. Das Öl nimmt im Lauf der 2–3 Wochen die Wirk- und Duftstoffe aus den Samen auf.

9. Seihe das Öl durch ein feines Teesieb, eine Stoffwindel oder einen Kaffeefilter ab.

10. Fülle das Öl, falls nötig mit einem Trichter, in ein frisches, gut ausgewaschenes und eventuell mit reinem Alkohol ausgesprühtes Vorratsglas oder in ein Braunglasfläschchen.

Fertig ist dein selbst gemachtes Öl!

Gut zu wissen – zur Haltbarkeit von Auszugsölen

- Selbst hergestellte Öle sind nicht so lange haltbar wie gekaufte, da diese sehr viel feiner gefiltert werden können. Durch die kleinen Pflanzen- und Samenrückstände ist die Haltbarkeit begrenzt. Wenn du das Öl kühl und dunkel aufbewahrst, hast du länger Freude daran.

- Auch das Ablaufdatum deines Basisöls beeinflusst die Haltbarkeit. Je länger die angegebene Mindesthaltbarkeit, desto länger bleibt auch dein Auszugsöl frisch.

- Je sauberer du arbeitest, desto länger hält dein Öl. Alle verwendeten Behältnisse sollten sauber und trocken sein und können evtl. auch zusätzlich mit hochprozentigem Alkohol gereinigt werden.

Vom Auszugsöl zum Balsam

Manchmal ist es einfach praktischer, einen Balsam aufzutragen. Diesen kannst du mit wenigen Handgriffen aus deinen Auszugsölen herzustellen.

So einfach geht's – Schritt für Schritt

1. Du verwendest am besten Bienenwachs- oder Sheabutter-Chips aus dem Reformhaus oder dem Bioladen.
2. Dann erwärmst du dein Auszugsöl auf ca. 40 °C. Vorsicht: Nicht heißer werden lassen, die Wirk- bzw. Inhaltsstoffe leiden darunter!
3. Nun werden die Chips vorsichtig in das gewärmte Auszugsöl eingeschmolzen und verrührt.
4. In Gläschen füllen und erkalten lassen. Dabei härtet dein Balsam aus.

Überblick über die im Buch vorgestellten Auszugsöle

- **Lavendelöl:** Lavendel ist ein Tausendsassa und wird bei vielen Beschwerden verwendet. Von allen Erkältungssymptomen über Gelenkbeschwerden bis hin zu Verbrennungen – Lavendel kann in allen Lebenslagen gute Dienste leisten.
- **Thymianöl:** bei Husten und als Zutat zum Ölfleck (Kapitel 3, „Schnupfen, Husten & Co", ▶ S. 37–95).
- **Majoranöl:** Schnupfennasen freuen sich über pflegendes, befreiendes Majoranöl (Kapitel 3, „Schnupfen, Husten & Co", ▶ S. 37–95).
- **Melissenöl:** Melisse beruhigt die Haut und wirkt antiviral auch bei Herpes (Kapitel 6, „Unsere Schutzhülle: die Haut", ▶ S. 137–151).
- **Fenchel-, Anis- und Kümmelöl:** geblähte Bäuchlein freuen sich darüber (Kapitel 5, „Wenn das Bäuchlein zwickt", ▶ S. 119–135).
- **Ringelblumenöl:** Pflegt Wunden, hilft bei der Heilung und bei Verbrennungen (Kapitel 6, „Unsere Schutzhülle: die Haut", ▶ S. 137–151).

Deiner Kreativität sind aber kaum Grenzen gesetzt. Hast du etwas Übung bei der Herstellung von Auszugsölen, kannst du auch Schafgarbe, Kamille und viele weitere Kräuter aus Küche und Garten verwenden und auf diese Weise verschiedene Beschwerden begleiten und erste Naturkosmetik-Zutaten selber herstellen!

Literatur

Dahlke, Ruediger/Kaesemann, Vera (2010): *Krankheit als Sprache der Kinderseele. Be-Deutung kindlicher Krankheitsbilder und ihre ganzheitliche Behandlung.* München: Goldmann.

Garvelmann, Friedmann/Alber-Jansohn, Susanne (2009): *Naturheilkunde für Kinder: Ein Praxisbuch für Eltern, Therapeuten und Ärzte.* München: AT-Verlag.

Kleindienst-John, Ingrid (2015): *SOS Hustenzwerg. Ätherische Öle und Kräuter für Kinder von 0–12.* Linz: Freya, 3. Aufl.

Uhlemayr, Ursula/Wolz, Dietmar (2015): *Wickel und Auflagen. Beratung, Auswahl und Anwendung.* Stuttgart: Deutscher Apotheker Verlag.

Uhlemayr, Ursula (2018): *Wickel & Co. – Bärenstarke Hausmittel für Kinder.* Oy-Mittelberg: Urs-Verlag – Wickel & Co., 24. Aufl.

Rezeptverzeichnis
Hausmittel zum Selbermachen

Abendtee aus Kräutern 199
Aloe Vera................................. 161
Ansteigendes Fußbad 23
Apfel, geriebener 132
Arnika-Eiswürfel 182

Badesalz 26
Balsam 218
Bäuchleinöl 121
Bauchwickel 126
Bienenwachswickel 65

Dampfinhalationen 47
Duftsäckchen 198
Duftspray 171

Eiswürfel mit Arnika 182
Essig 168
Essigsocken 116

Feuchttücher 145
Frauenmantel 167
Fußbad, ansteigendes 23

Gänseblümchen 167
Gekühltes, feuchtes Tuch
    zum Lutschen und Kauen 202
Geriebener Apfel 132
Gurgellösung mit Salzwasser 85
Guss an den Beinen, kühler 209

Halswickel mit Quark 73
Heidelbeertee 131
Heilwolle 144
Heilwolle mit Lavendel am Ohr 91
Hustenbonbons mit Salbei 82
Hustensaft mit schwarzem Rettich 56
Hustensaft mit Thymian
    und Zwiebel 55

Inhalation 47

Karottensuppe (Moro-Suppe) 133
Käsepappeltee 142
Kohlauflage 181
Kohlwickel 66
Kräuterabkochungen für Sitzbäder 94
Kräutertee 59
Kühlende Anwendungen 208
Kühler Guss an den Beinen 209

Lavendel-Auszugsöl 34
Lavendel-Hautöl 162
Lavendel-Heilwolle am Ohr 91
Lavendelöl 193
Lavendelöl, Massage 207
Leinsamenpäckchen 50
Lippensalbe mit Melissenöl 150
Lutschen und Kauen,
    feuchtes Tuch 202

Majoranöl 46
Massage 202
Massage mit Lavendelöl 207
Massage mit Thymian-Auszugsöl 63
Melissenblätter 167
Melissenöl, Lippensalbe 150
Melissentee 161
Milchprodukte 161
Moro-Suppe 133
Muttermilch 141
Muttermilch-Nasentropfen 43

Obstessig 161
Ohrpäckchen mit Zwiebel oder
 Knoblauch 88
Ölauszug 216
Ölwickel, warmer 61

Pulswickel 114

Quark-Halswickel 73
Quarkauflage 179

Ringelblumen (Calendula),
 Wundbehandlung 158
Ringelblumenöl 151

Salbei-Hustenbonbons 82
Salzwasser-Gurgellösung 85
Salzsocken 94
Salzwickel 79
Sauerampfer 166
Schwarzer-Rettich-Hustensaft 56
Schwarztee 142

Sitzbäder 94, 143
Spitzwegerich 166

Tee 58, 59, 123, 131, 142, 161, 199
Thymian-Auszugsöl, Massage 63
Tuch zum Lutschen und Kauen 202

Umschläge 169

Veilchenwurzel 201

Wadenwickel 115
Wärmende Anwendungen 208
Wasserwickel 80
Warmer Ölwickel 61
Waschung 113
Wickel 61, 65, 66, 73, 79,
 80, 114, 115, 126
Wiesenpflaster aus Spitz-
 und Breitwegerich 156
Wundbehandlung mit Ringel-
 blumen (Calendula) 158

Zitronensaft 168
Zitronenwickel 80
Zugsalbe 185
Zwiebel & Co 167
Zwiebelhustensaft mit Thymian 55
Zwiebelsäckchen 44
Zwiebelscheiben 185
Zwiebelsocken 28, 203
Zwiebeltee 58

Ebenfalls erhältlich:

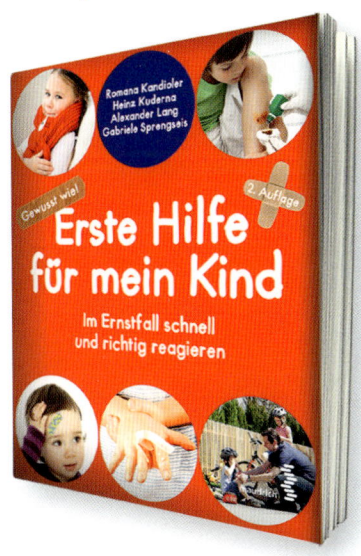

Romana Kandioler, Heinz Kuderna,
Alexander Lang, Gabriele Sprengseis

Erste Hilfe für mein Kind

Gewusst wie – Im Ernstfall schnell und richtig reagieren!

maudrich 2016, 2., überarbeitete Auflage
144 Seiten, durchgehend 4-farbig, Klappenbroschur
EUR 19,90 (A) / 19,40 (D) / sFr 24,90 UVP
ISBN: 978-3-99002-038-8

Unfällen im Alltag vorbeugen!

Ein Sturz am Spielplatz, ein Unfall mit dem Skateboard, Kochen zu Hause: Unfälle mit Kindern können überall und jederzeit passieren. Dann kommt es auf schnelles Handeln an, denn rasche, kompetente Maßnahmen können Schlimmeres verhindern. Nur gut, wenn man dann bereits weiß, was zu tun ist! Ausgehend von ganz alltäglichen Situationen erfahren Sie in diesem Ratgeber, was Sie bei kleineren und größeren Notfällen tun können und wie sich viele brenzlige Situationen schon von vornherein vermeiden lassen. Sie können dieses Buch gemeinsam mit Ihrem Kind erarbeiten, aber auch darin lesen und nachschlagen.

Plus

- Viele Beispiele und bebilderte Schritt-für-Schritt-Anleitungen
- Spannendes Hintergrundwissen und Tipps zur Unfallverhütung
- Checklisten zu Basismaßnahmen, Hausapotheke und hilfreiche Adressen

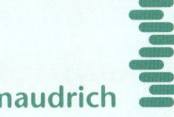

Lange lag die Familiengesundheit fest in Frauenhänden. Deshalb wird in diesem Buch für Personenbezeichnungen die weibliche Form gewählt, die männliche Form ist jedoch immer mitgemeint.

Dieses Buch ersetzt nicht die persönliche medizinische Beratung und Untersuchung. Die Autorin und der Verlag übernehmen keine Haftung für Schäden oder Beschwerden, die direkt oder indirekt aus der Verwendung der Rezepte entstehen. Bei Verdacht auf stärkere Beschwerden konsultieren Sie bitte Ihre Ärztin oder Apothekerin!

Bibliografische Information der Deutschen Nationalbibliothek
Die Deutsche Nationalbibliothek verzeichnet diese Publikation in der
Deutschen Nationalbibliografie; detaillierte bibliografische Daten sind im Internet über
http://dnb.d-nb.de abrufbar.

Copyright © 2018 maudrich Verlag
Facultas Verlags- und Buchhandels AG
Alle Rechte, insbesondere das Recht der Vervielfältigung und Verbreitung
sowie der Übersetzung in fremde Sprachen, vorbehalten.
Satz: José Luis Coll, www.studioback.at
Covergestaltung: Florian Spielauer, Wien
Umschlagfoto und Fotos Innenteil: © Iris Kagerer, www.iris-kagerer.at
Druck: finidr
Printed in the E.U.
ISBN 978-3-99002-080-7